SOIFS

Paula Marchioni

SOIFS

FAVRE

Éditions Favre SA
29, rue de Bourg
CH-1003 Lausanne
Tél. : (+41) 021 312 17 17
lausanne@editionsfavre.com
www.editionsfavre.com

Groupe Libella, Paris

Distribution | importation France, Belgique, Canada : Interforum
92 Avenue de France
F-75013 Paris
Contact.clientele@interforum.fr

Distribution Suisse :
Office du livre de Fribourg
Route André Piller
CH-1720 Corminboeuf

Dépôt légal : janvier 2026

Imprimé par Flex
Lot : 01

Mise en page : SIR

ISBN : 978-2-8289-2321-1

Les Éditions Favre bénéficient d'un soutien structurel
de l'Office fédéral de la culture pour les années 2026-2028.

Prologue

« Tu la voyais pas comme ça ta vie... »

Non, tu ne la voyais pas comme ça ta vie. En solo à folâtrer sur les sites de rencontres.
Tu ne te voyais pas ainsi. Mère célibataire d'un fils malade alcoolique.
Tu avais imaginé un autre scénario pour tes soixante-deux ans.

Ça commence avec des paroles de chanson qui se fredonnent toutes seules dans ta tête.
Souchon ça date et cela te date.
C'est ta jeunesse. La date de péremption s'affiche. Et tu t'en fiches.

Les coups de blues t'attrapent toujours par surprise. Les mêmes qui t'ont taraudée jeune, et s'invitent encore. Il y a quelques jours, un de ces trous noirs t'a absorbée.
Depuis des années, tu essaies d'apprivoiser, l'ombre, la regarder en face pour la traverser.
Tu donnes le change, du moins tu essaies.

Tu sais combien l'écriture t'a déjà sauvée de la mélancolie.
L'écriture, cette arme douce qui te met à distance, t'aide à te voir,
Dans ce cirque qu'est parfois ta vie.

Ce matin, tu as pris ta décision.
Ton auto-prescription, ce sera deux pages par jour.
Écrire, ce sera mieux que de reprendre du Prozac.

Certes, Prozac t'a rendu des services par le passé.
Rester efficace dans la gestion des affaires courantes :
Travail, famille... Ne pas te foutre en l'air.
Gratitude envers lui,
Mais tu ne veux pas finir tes jours avec.
Ta mère est morte d'Alzheimer, toi, tu ne veux plus d'amortisseurs.
Alors tu vas raconter ton histoire et celle de ton plus jeune fils.

Vingt-deux ans plus tôt
Été 2000

« Il est parfait », avait lancé la pédiatre après l'examen de ton bébé tandis qu'il se tortillait, rose et hurlant sur la table à langer aseptisée de la maternité. Tu le contemplais, avec inquiétude et admiration.

Tout au long de ta grossesse, tu avais douté, comme beaucoup de mères. Les échographies et l'amniocentèse avaient calmé partiellement tes angoisses. À trente-neuf ans, les risques étaient plus élevés. À présent, il serrait de sa petite main l'index du médecin.

Bon réflexe de *grasping*, avait-elle dit. Et 5 sur 5 à l'AGPAR, nota-t-elle sur le carnet de santé tout neuf. Non seulement la pédiatre te rassurait, mais elle te décernait pour cette venue au monde la meilleure des récompenses.

– Il s'appelle comment ce beau bébé ?

La pédiatre avait retourné le bracelet qui entourait le poignet minuscule.

– Arthur ! Très joli prénom !

– Merci !

– Le papa doit être fier.

– Le papa ?

... C'était l'été. Il faisait chaud à Paris. Pour l'instant, tu étais absorbée par cet être minuscule dont tu devrais prendre soin. Reposé dans son berceau, dans un baby gros bien trop grand, petit Arthur aux doigts roses et fins tenait ses mains fermées comme s'il craignait de laisser échapper un trésor.

– Madame, je vous souhaite le meilleur.

La pédiatre était sortie de la chambre. Tu t'étais retrouvée seule avec ton bébé, pouvant le regarder à loisir, à t'en tuer les yeux. Ce troisième fils, à presque quarante ans, c'était une grâce. À un moment où tu ne croyais plus en avoir, après l'époque douloureuse de ton divorce, de ta vie brisée. L'après-midi, tes deux fils ainés viendraient faire sa connaissance. Tu étais tellement heureuse de leur présenter ce petit bout, leur demi-frère. La vie à nouveau, plus forte que tout.

Tu avais pensé, comme lors de chacune de tes grossesses : « Dire que j'ai fabriqué ça avec mon ventre ». Tu avais remercié cette force agissante qui te dépassait. Qui avait poussé à partir de quelques cellules jusqu'à créer cet être parfait et parfumé, dormant d'un sommeil paisible. Les traits du visage d'Arthur s'étaient plissés soudain. Il s'était mis à ressembler à un vieillard miniature. Cela t'avait fait rire. Tu l'avais réveillé par trop d'amour et avais dégrafé la chemise de nuit légère pour orienter la tête pesante contre ton sein. Sa bouche s'était ouverte instinctivement tandis que tu pressais le mamelon pour en faire sortir le lait. La première nuit avait suivi, entrecoupée de tétées, moments merveilleux où tu faisais connaissance avec la minuscule bouche cherchant le téton, petits poings fermés sur ton sein. Plusieurs fois, tu l'avais pris dans tes bras, plein de sommeil, tenant la tête lourde dans ta main, frottant ta joue à sa peau d'abricot. Du papier de soie. Un parfum délicat émanait du petit visage, mélange de lait de toilette et de vie fraîche.

La fenêtre vitrée de la chambre de la maternité donnait sur une nuit parisienne noire, sans clameur ni lueurs. C'était les vacances. La ville s'était vidée, mis à part les hôpitaux et les maternités. Le calme pour mieux vous accueillir, toi et ton petit dernier.

Tu avais caressé la petite joue pour le stimuler. Plus tard, tandis que les yeux d'Arthur s'étaient refermés et qu'une infime goutte de lait perlait sur sa lèvre supérieure, tu l'avais regardé, il était repu, et tu lui avais murmuré :

« C'est vrai que tu es parfait ».

Tu nageais dans un bonheur neuf.

La vie décidément ne nous offre que le présent.

Le retour
20 novembre 2022

Un dimanche matin. Sept heures.

Tu vis seule depuis bientôt deux ans, dans cette grande maison qui a abrité tous tes enfants et les différentes histoires de ta vie amoureuse et familiale depuis vingt ans. Divorcée, concubine, famille décomposée, recomposée, monoparentale, tu es re-célibataire et récemment grand-mère. L'un de tes fils un jour t'a dit : « Maman, tu es comme ces stars d'Hollywood avec toutes leurs histoires d'amour, qui divorcent, se remarient, etc. » Était-ce un compliment ? En tout cas, c'était une manière valorisante de présenter les choses, dont tu lui sais gré. Tu n'es pas toujours fière de toi, mais tu assumes.

Tu t'apprêtes à descendre te faire un café, peines à sortir de ton lit. Sans doute te recoucheras-tu après. C'est ton moment préféré.

Ton téléphone sonne. Le prénom d'Arthur s'affiche. Tu n'aimes pas ces appels. Ces appels matinaux ne sont jamais bon signe de sa part. Nuits sans sommeil, nuits blanches, beuveries qui souvent virent au cauchemar et qui ont parfois fini aux urgences. Sur le qui-vive, tu es parfaitement réveillée maintenant.

Tu saisis le téléphone sur la table de nuit, décroches la peur au ventre et n'as pas le temps de parler :

– T'es à la maison, maman ?

Il y a un essoufflement et un affolement dans sa voix qui ne te laissent pas répondre :

– Elle me quitte !

Il a hurlé ces trois mots. Trois mots qui, tu le sais, pèsent une tonne.

Il les répète.

Tu as redouté cet évènement depuis longtemps. Cet été, quand tu es partie en vacances avec eux, tu as senti que Manon était différente, un nuage dans son regard, pourtant, tu t'es raccrochée à l'idée qu'elle resterait avec lui, malgré les béances d'Arthur. Ils ont été si amoureux. Un amour beau, absolu.

Arthur doit être dans la rue à Montreuil. Des bruits de voiture et de passants couvrent à peine ses sanglots, malgré l'heure matinale.

– J'ai trop mal !!! J'peux pas vivre ça !

Tu imagines sa silhouette parmi les passants dans cette grisaille. Il est accroché à son téléphone, et au fil de ta voix, ultime cordon. Il crie, pleure, ou les deux.

– Je veux mourir !

Manon et Arthur se sont connus durant leurs jeunes années d'adolescence et partagent un studio dans cette banlieue est de Paris depuis deux ans. Tu essaies de garder ton calme et une voix rassurante. Tu es la « madre » comme t'appellent tes aînés, Raphaël et Romain, l'adulte. *Viens à la maison, mon chéri, on en reparle. Tu vas surmonter ça. Je suis là, mon amour.*

Une heure après, qui te semble durer une éternité – *pourvu qu'il ne fasse pas une connerie en chemin, il y a des métros des trains des dangers partout, faut qu'il tienne jusqu'à la maison*, il arrive enfin chez toi.

Tu redoutes toujours les retrouvailles physiques avec Arthur, quand tu ne l'as pas vu depuis plusieurs semaines. Les ravages de l'alcool depuis trop longtemps, même sur un être jeune, sont visibles, perceptibles par tes cinq sens de mère. Teint terne et brouillé, visage bouffi, odeurs d'alcool qui imprègnent la chair, l'haleine, la peau qui prend une consistance molle. Incurie, saleté vestimentaire. Tout cela, tu te le ramasses en pleine figure à chaque fois, cette autodestruction de ton fils contre laquelle tu te sens totalement impuissante. Son mal-être que tu éponges, malgré toi. Tu ne l'as pas mis au monde pour ça.

L'état dans lequel tu récupères Arthur ce matin-là est difficilement descriptible. À la désolation physique à laquelle tu t'attends, s'ajoute le désespoir. Quand il arrive sur le perron, trempé, ses misérables fringues lui collent à la peau, son sac à dos arrimé comme une vieille carapace molle – souvent il s'en sert pour trimballer ses consos d'alcool – il a l'air d'un jeune SDF. Si abîmé. Tu le serres dans tes bras, il ne tient pas en place, tout en souffrance, dans une agitation extrême. Son cœur lui fait mal, littéralement, il peine à respirer, a des palpitations.

Tu le fais entrer, se débarrasser de toutes ses affaires, se mettre au chaud. Tu essaies de faire redescendre la pression et toi, de garder ton calme. Ne pas paniquer. Cela fait des années que tu t'efforces de contenir ce problème, de garder un cap, pour lui, pour toi. Ne pas flancher. Il n'a que vingt-deux ans mais il est passé déjà par de telles épreuves. Et toi aussi.

– Raconte-moi, mon chéri.

Il peine à dire, tout se mélange au départ, puis c'est le flot discontinu de sa nuit blanche, de sa longue discussion avec Manon jusqu'à ce qu'il prenne la porte. Dès qu'elle a commencé à lui parler de séparation, et de ses doutes : « Je ne suis pas sûre d'être toujours amoureuse de toi », et « Je suis attirée par un autre garçon », le choc a été d'une violence inouïe. Il a arrêté net de boire pour être sûr d'entendre, de comprendre. C'est la première fois depuis des années.

Arthur reprend. « Un cauchemar dont je m'réveille pas ! J'peux pas ». Il fume clope sur clope qu'il se roule fébrilement. Et se remet à pleurer. Déni, refus. Larmes et souffrance. Épuisé, il finit par monter se coucher dans sa chambre d'enfant. Tu mets ses pauvres affaires au sale. Et la machine à tourner programme +++, comme si cela pouvait emporter toute la crasse de l'alcool, de la nuit, de la douleur, du chagrin d'amour et de sa vie qui a du mal à démarrer.

La séparation d'avec Manon et le retour d'Arthur à la maison, c'est un nouveau coup dur. Pour lui bien sûr. Les chagrins d'amour sont des murs pris à grande vitesse. Surtout le premier. Lorsque le cocon d'une histoire soudain disparaît, c'est la réalité crue qu'il faut affronter. Durant ces dernières années, Manon représentait son soleil, sa survie, et aussi son pansement. Ils se sont connus par le biais d'un ami commun qu'Arthur a rencontré en clinique psychiatrique. Et puis, Manon l'a incité à reprendre des études – après six ans de déscolarisation et marginalisation – pour obtenir le bac en candidat libre. Il a réussi une bonne première année avec son soutien. Cette deuxième année qui s'amorce est décisive pour le « décrocher » enfin à vingt-trois ans. La séparation dans ce moment crucial risque de tout compromettre. Ça ne peut plus mal tomber... Un échec de plus... Tu chasses cette pensée. Il faut déjà qu'il se récupère.

Cet évènement est aussi un coup dur pour toi. Tu vas devoir faire face, l'accompagner dans cette épreuve encore une fois. En auras-tu la force ?

La réunion du lundi
21 novembre 2022

Le lundi qui suit, heureusement, comme chaque lundi, il y a ta réunion. Tu as vérifié le sommeil d'Arthur et l'as laissé pour t'absenter quelques heures. Il ne peut a priori rien lui arriver... Le groupes de parole tombe à point nommé après le retour en vrac de ton fils.

Tout le monde a pris place dans la salle. Cette fois c'est Tom, un jeune homme de trente ans, qui officie en tant que président de la réunion et lit les textes d'introduction. Fils d'un père alcoolique – récemment décédé – il a rejoint les réunions Al-Anon dédiées aux proches de malades alcooliques. Ces groupes de parole sont aussi ouverts aux adultes enfants d'alcooliques, tant les ravages de l'alcool se font sentir durablement au sein d'une famille : des ravages psychologiques, une empreinte sur les comportements dont il est difficile de se guérir. L'estime de soi des proches et leur intégrité psychique ont souvent été profondément altérées. L'alcool est un mal familial systémique.

Suit la lecture des douze étapes qui sont le fondement du « programme », inspiré de celui des AA, Alcooliques Anonymes.

Certains le « travaillent » méthodiquement pour le mettre en œuvre au quotidien. Chacun selon son rythme et ses convictions. Pour ta part, tu n'es pas très scolaire en la matière, pourtant, tu l'as été autrefois. Mais connaître ces étapes est précieux, elles t'aident à garder un cap aux côtés de ton fils, à le soutenir sans te perdre toi-même.

Commence le tour de table des présentations. Tu prends la parole après avoir levé la main :

– Bonjour. Moi, c'est Paula.

– Bonjour, Paula, répond le groupe en écho.

Ces réunions dans le passé, tu en avais vu dans des films. Tu as pu t'amuser de ces rituels qui te paraissaient *too much,* à l'américaine : « Bonjour. Moi, c'est Bob, je suis alcoolique, abstinent depuis X années » « Bonjour Bob » répète le groupe en chœur, à chaque prise de parole.

Tu poursuis ta présentation.

– Al-Anon depuis trois ans. Maman d'un jeune malade alcoolique de vingt-deux ans. Je vais moyen aujourd'hui, car mon fils s'est séparé de sa copine, il est revenu hier à la maison, au fond du trou. Je crains pour lui. Et pour moi. Heureuse d'être parmi vous aujourd'hui.

– Merci, Paula (le groupe en chœur).

Depuis tu t'es habituée, et accueilles avec plaisir les bonjours et mercis. Après plusieurs années de fréquentation de ces lieux, on comprend combien ces règles constituent un cadre protecteur.

Ce lundi, huit personnes sont présentes dont la plupart te sont connues. Parfois apparaissent des nouveaux. On les repère à la détresse qui se lit sur leurs visages, surtout aux premières réunions. Les émotions longtemps verrouillées se déversent. On pleure beaucoup au début. Cela a été ton cas.

Aujourd'hui, une autre maman, venue pour la première fois, te regarde. Connivence immédiate. Quand elle se présente, on la sent impuissante et désemparée face au déni de sa fille de vingt ans en dépression qui rentre ivre morte tous les soirs, combine antidépresseurs et alcool, tout en refusant de voir son addiction en face. Comme toi, cette mère élève seule son enfant. Tu iras lui parler à la fin.

Pour chaque réunion, un thème du jour est choisi. Un volontaire en assure la modération à travers un partage ou un témoignage. Corinne s'est proposée, épouse d'alcoolique, membre d'Al-Anon depuis quinze ans. Elle raconte son chemin. Pour elle, pour les autres. Autrefois, l'obsession à faire arrêter son mari de boire jusqu'à inspecter les chasses d'eau pour débusquer les bouteilles cachées, en vain. Cela la rendait folle, désespérée. La première étape, essentielle, l'a beaucoup aidée : « Nous avons admis que nous étions impuissants devant l'alcool – que notre vie était devenue incontrôlable ». Elle s'est donc attelée à lâcher prise sur les consommations de l'alcoolique et à se recentrer sur ses propres besoins, en essayant de vivre « 24 heures à la fois », de « vivre et laisser vivre », deux principes Al-Anon, inspirés de ceux des AA. Peu à peu, elle a retrouvé la raison et la sérénité. Une vie.

Le groupe remercie Corinne de son témoignage, commencent les partages. Le temps de parole est réglé pour ceux qui veulent s'exprimer. Les règles sont claires. Il s'agit de parler de soi, d'utiliser le « je » et pas le « on ». Le sujet n'est pas de débattre, juste de partager et témoigner, en toute sincérité. Les membres ne doivent pas rebondir sur les interventions. Tu lèves la main pour raconter le retour d'Arthur, ta douleur de le voir souffrir, ta peur pour son avenir, ton espoir aussi que ce soit un déclic. Le groupe reste silencieux en t'écoutant. Pourtant, tu perçois le silence qui bat dans leur cœur ouvert. Dans nul autre endroit au monde ne règne une telle écoute. S'achève la réunion avec la collecte et la prière de sérénité que vous récitez ensemble, en vous donnant la main. La « prière », au début ce mot peut effrayer. Mais on comprend que cette réunion ne revêt aucun caractère religieux, plutôt humain et spirituel.

Tu bénis la personne qui t'a fait découvrir l'existence de ces groupes d'amis bien particuliers.

L'appel au père
22 novembre 2022

Tu ne souhaites pas laisser Arthur seul à la maison trop longtemps. Cette peur éprouvée depuis des années te vrille encore les tripes, peur qu'il se mette en danger. Pour cela, pas de déjeuner aujourd'hui avec les autres après la réunion.

En général, vous vous retrouvez chez un petit traiteur asiatique pour prolonger les échanges. Ces moments plus informels, entre « anonymes » qui se connaissent dans leurs failles intimes, sont précieux, tandis que vous partagez un repas. Après l'intensité des émotions exprimées, l'humeur est à la légèreté. Au fil du temps, de véritables amitiés se nouent.

Avec Al-Anon, une écoute est possible, appeler un ami à tout moment est un recours dans les moments les plus sombres.

Effet collatéral, depuis ta fréquentation de cette association, il t'est de plus en plus difficile d'accepter la superficialité des relations. Le *fake* des existences qui « se la racontent ». De ceux qui s'étalent sur les réseaux sociaux et ont besoin d'afficher – affirmer – leur bonheur, « heureux d'être contents, contents d'être heureux » avec photos de voyage à l'autre bout du monde, cocktails en bord de piscine, réunions de famille normées et harmonieuses. Pourtant, toi aussi as joué à cela, en faisant partie de cette frange qui sourit et à qui tout semblait sourire, parfaitement adaptée, nageant comme un poisson dans l'eau dans les codes sociaux et l'aisance matérielle. Plus dure a été la chute. Aujourd'hui, un certain recul s'est développé en toi, ton discernement s'est aiguisé. Devenir aigrie serait terrible. Mais force est de constater que ta vie sociale et ton réseau d'amis en ont pris un coup.

Lorsque tu arrives à la maison, les volets sont encore fermés. Sur la pointe des pieds, tu montes vérifier qu'Arthur va bien. Un soulagement triste te traverse : il dort, replié en position fœtale, son bandeau sur les yeux et ses boules Quies sur les oreilles. Il a toujours été ultrasensible aux bruits et à la lumière. Tout l'agresse.

Le voir dormir est un apaisement. Cette nuit, ses sanglots t'ont réveillée à plusieurs reprises. Tu refermes la porte sans faire de bruit. Quand il va émerger, la douleur qui risque de le saisir à nouveau te fait peur. Zéro Manon, zéro alcool. Double gueule de bois.

Tu te sers un café et prends ton temps, avant d'aller chercher un morceau de chocolat et allumer un feu dans la cheminée financée par tes indemnités de licenciement deux ans auparavant. Un « cadeau caché » derrière l'épreuve, comme disent les psys et coachs. Trois grosses bûches et du petit bois dans ton insert. Le feu démarre à partir d'une simple étincelle. La chaleur tapisse la froidure des murs en ce mois sinistre. Ce devrait être aussi simple de faire démarrer une vie.

C'est le moment d'appeler Olivier, son père.

Vous vous êtes tant agressés durant tant d'années. « Arrêtez de vous discuter », disait Arthur lorsque vous viviez ensemble, jusqu'à ses huit ans. Votre séparation a été aussi très conflictuelle.

Souvent, Olivier t'a reproché d'être trop protectrice, de couver « ton » fils. A pointé ton « pathos corse », ce mal familial, cet atavisme. Il t'a accusée d'exagérer les problèmes que traversait Arthur. Vous vous êtes déchirés pendant les séances de thérapie familiale, la psychiatre n'arrivait plus à vous gérer.

Il ne pouvait ou ne voulait voir les monceaux de bouteilles vides, les canettes défoncées déborder des poubelles. Il t'a fallu les prendre en photo. Il ne vivait pas avec lui. Déni devant la souffrance de son fils, ses empêchements. Toi, à l'agonie. La suite de l'histoire lui a ouvert les yeux. Avoir tort aurait été préférable. Souvent, vous vous êtes réconciliés aux urgences.

Au fil du temps, la nécessité de lui pardonner s'est imposée à toi : ses négligences, son agressivité, son absence de soutien financier. Dans ce domaine, tu as toujours tout assumé. C'était trop sans doute mais avais-tu le choix ? T'es-tu crue toute-puissante ? S'est-il senti accusé d'être un mauvais père par ton surinvestissement ? Rendre les armes, seule issue possible.

Les torts sont forcément partagés et c'est le père que tu avais choisi pour fabriquer Arthur. Demander de l'aide, montrer tes faiblesses, t'est devenu plus naturel. Depuis deux ans, vous faites alliance avec les grands-parents paternels d'Arthur. Car tes parents à toi ne sont plus là. Ils te manquent, tu es en première ligne dorénavant.

Il a fallu apprendre à éviter certains sujets avec Olivier. Vous êtes redevenus un « couple parental » uni pour le bien de votre fils.

Tu prends ton téléphone, il décroche immédiatement. Il a parlé la veille avec Arthur, dévasté.

– Je l'ai eu longuement au téléphone. Il a très mal, je lui ai parlé de moi aussi, de mes ruptures.

Ces instants sont précieux, Arthur s'est souvent plaint de sa difficulté à communiquer avec son père. De « mec à mec », leurs échanges sont assez rudes ou succincts. Tant mieux qu'ils aient pu dialoguer, parler de l'intime. Il poursuit :

– Je lui ai proposé qu'on fasse des séances de sport ensemble.

– C'est autour du corps qu'ils arrivent à se retrouver, ce n'est pas si mal. La performance dans les exercices peut les souder *(tu penses* « père – formance », *toujours tes interprétations)* même si elle a pu aussi les éloigner. Arthur hésitant dans les périodes où son corps était à la dérive à se « mesurer » à son père... Bien sûr tu gardes ces réflexions pour toi. Il continue :

– Il n'a pas dit non pour une fois.

Vous convenez d'une répartition des rôles, pour soutenir votre fils. Rare que vous soyez aussi alignés. Olivier va lui construire un planning d'entraînements pour l'aider à réapprivoiser son corps. Le sport a toujours été salutaire pour lui, dans ses tentatives passées et épisodiques de sevrage. Antidépresseur naturel pour resculpter ses muscles et une estime de lui. Vous concluez même votre conversation par une note d'espoir : peut-être que finalement, cette séparation est une bonne nouvelle, le déclencheur pour qu'Arthur prenne enfin sa vie en main.

Où sont les pères ?
Fin novembre 2022

Pour ta génération, ce titre renvoie à un tube des années 70, *Où sont les femmes ?* de Patrick Juvet, qui a déchainé les foules et les cœurs en son temps. Même si, à l'époque, tu te défendais d'aimer ces chansons du hit-parade pour midinettes – ton père écoutait Brassens et Léo Ferré – aujourd'hui ce sont celles dont tu te souviens et tu assumes.

Là, il s'agit de parler des pères. Sujet rebattu, pourtant…

À nouveau, te voilà dans un stéréotype actuel : la femme *forte* qui a élevé (trop) seule son fils, le père étant (trop) absent, dans une structure monoparentale.

Mal contemporain que l'absence du mâle paternel ?

La non-présence des pères, selon les psys, créerait des fils à qui il manquerait quelque chose.

Pas de pères pas de re-pères ? Jeu de mots facile… Effeuiller les mots est parfois instructif.

Le livre de Guy Corneau, psychanalyste canadien, *Père manquant, fils manqué. De la blessure à la parole* est éclairant. Le silence de la figure paternelle entraînerait chez les jeunes garçons un manque qui les impacterait jusqu'à l'âge adulte, en les amputant d'une partie d'eux-mêmes, d'un épanouissement possible. Donc c'est bien l'absence de mots, de partage intime qui est pointée, au-delà de la non-présence physique.

Les psys ne sont pas les seuls à s'intéresser à l'absence des pères.

Des écrivains également. Houellebecq, dans son roman *Anéantir*, soulève le sujet de la paternité, selon une critique d'Henri Quentin : il questionne une civilisation « moderne » où la survie des pères serait en jeu, où la « transmission des Anciens » ne peut se faire… Une civilisation qui irait vers sa déliquescence… Intéressant, même si cela peut paraître réactionnaire. Il ne s'agit pas de défendre des stéréotypes de genres ou des modèles de patriarcat, tu préfères devancer la polémique. Pour ta part, tu as juste pu constater qu'on n'est pas de trop à deux personnes pour élever un enfant... a fortiori dans un monde bousculé par de multiples crises. Jouer seule des rôles traditionnellement dédiés au père et à la mère, tout en étant cadre dirigeant dans une multinationale, n'a pas été un choix délibéré de ta part.

Pour en revenir à Arthur, Olivier a toujours voulu « être un bon père ». Il a rêvé ce bébé, c'est même l'une des premières choses qu'il t'ait dites lorsqu'il t'a rencontrée, avec ses douze ans de moins : « Je veux te faire deux filles », sachant que tu avais déjà deux fils. Irrésistible. C'était pendant ton divorce. Petit Arthur est né...

Ceci, hélas, n'a pas empêché ses défaillances, tu as eu les tiennes aussi. Quelque temps après votre séparation, Olivier a fait le choix d'aller vivre dans une autre commune, en colocation, sans espace prévu pour accueillir Arthur, et surtout sans lui en avoir parlé au préalable. Le jour où Arthur apprit le déménagement de son père, sans y être préparé, ce fut une déflagration, la première d'une longue série. Il sécha deux journées de cours. Vécut-il cela comme un abandon ? Financièrement, Olivier n'avait sans doute d'autre possibilité. Sa précarité économique a souvent été déterminante dans votre histoire familiale. Olivier, certainement, dut ressentir de la culpabilité. Vous n'en avez jamais parlé. Il doit être difficile pour un homme – le regard de la société est terrible – de ne pouvoir « assurer » matériellement. Mais les difficultés de communication entre Arthur et lui semblent avoir été encore plus délétères. Aussi, ce rapprochement entre le père et le fils constitue un premier pas rassurant.

Au lieu de deux coupables, vous pourriez devenir deux adultes responsables.

Ta psy
29 novembre 2022

Aujourd'hui, ça tombe bien, c'est ta séance. Rendez-vous avec Sabine, ta psy. C'est une béquille, avec les groupes de parole Al-Anon, en plus de l'écriture. C'est une chance d'avoir accès à toutes ces aides, un privilège de ta classe sociale, dirait Arthur. Tu es une *bobo* qui prend soin de son âme, qui essaie du moins.

Ce « travail » avec Sabine a démarré il y a quatre ans. Dans les pires moments de crise d'Arthur, elle a été là pour te ramasser, toi, à la petite cuillère. Elle était présente aussi lors de ta séparation avec Pierre, ton dernier compagnon, lorsqu'à l'annonce de votre rupture, il y a deux ans, il a menacé de se suicider en pleine nuit. Comme elle le savait bipolaire, Sabine est venue te chercher pour t'épauler et qu'ensemble, vous l'ameniez à se faire hospitaliser.

Tu arrives dans sa rue, devant sa porte, un peu en avance, prends cinq minutes pour vapoter. Ton addiction à toi, c'est le tabac, chacun son truc, et tu triches avec cet ersatz, ta cigarette électronique, avant d'être assez forte pour arrêter.

Quand l'heure arrive, tu sonnes, le patient précédent sort à peine. Ces vies qui se croisent et se défont dans les cabinets des psys t'ont toujours intriguée.

Il fait chaud, tu t'installes confortablement dans le fauteuil en osier face à Sabine. Après t'être débarrassée de tous tes oripeaux, couches et sous-couches de fringues hivernales, pour te retrouver l'âme à nu.

– Alors, Paula, comment allez-vous aujourd'hui ?

Son regard bienveillant est une invitation. Ces séances avec cette femme qui s'intéresse à ton cas et qui a prouvé son implication sont devenues vitales.

À chaque fois, elle prend des notes, retient les détails et aléas de toutes tes turbulences amoureuses, familiales, professionnelles… Tes peines existentielles, elle les connaît mieux que quiconque. Certains amis ont pu te raconter que leur psy tricotait pendant les séances, ce n'est vraiment pas son cas.

– Ça va, bof. Je tiens, depuis le retour d'Arthur, j'essaie de mettre en place un programme d'actions. Il n'a pas bu depuis son retour, mais je suis sur le qui-vive.

– C'est formidable déjà ce qu'il arrive à accomplir, ce sevrage. Ça demande beaucoup de courage, vous savez.

– Oui, il est très courageux, mais ça reste fragile… J'ai peur. Et ce projet de bac, là, maintenant ? Je doute, sera-t-il capable ? Les épreuves c'est dans moins de trois mois. Il n'a rien foutu. Quelques heures de cours à droite à gauche. Je me demande si je ne devrais pas demander un report au rectorat, pour raison de santé. Pour qu'il ait le temps de se remettre, et de se préparer.

– Et si vous en parliez avec lui ?

– Vous croyez ? J'ai peur de le déstabiliser. Qu'il pense que je n'y crois pas.

– Pourquoi ne pas lui mettre le marché en main ? On a souvent eu cette discussion, vous savez bien. Le fait de le responsabiliser davantage.

D'un hochement de tête, tu acquiesces.

– C'est normal que vous vous inquiétiez, vous êtes sa mère. Mais il faut lui faire confiance. Certes, il a des problèmes. C'est extrêmement douloureux pour lui ce chagrin d'amour, mais – permettez-moi – ce n'est pas la mort non plus.

Souvent, elle t'a confrontée à ce dilemme. Pile ou face.

Soit tu traites Arthur comme un malade, une victime, un enfant, prends les décisions à sa place et assumes les conséquences pour lui. Soit tu le mets face à ses choix en adulte : qu'il puisse se comporter de façon libre et responsable et faire face lui-même à ses actes. C'est ce second scénario qui lui permettra de grandir. C'est aussi ce que tes réunions Al-Anon t'enseignent. Elle poursuit :

– Il vous a déjà prouvé ce dont il était capable, même si j'en conviens, il n'apprend qu'à la dure, dans la souffrance. Mais il évolue.

– C'est vrai mais parfois je m'interroge. Vous savez, il m'a lancé cette citation qu'on ne sait plus d'ailleurs à qui attribuer : Nietzsche ? « Ce qui ne te tue pas te rend plus fort », en me donnant l'exemple d'un ami à lui connu en structure soin-études psychiatriques. Il l'a reformulée façon Arthur « Ce qui ne te tue pas te rend plus fort ou handicapé ». Cet ami s'est en effet retrouvé en chaise roulante, après un suicide raté.

– Votre fils a le sens de la formule, et aime provoquer. C'est inconscient sans doute. On peut voir les choses encore autrement. « Ce qui ne vous tue pas vous transforme ». Et lui, il n'est pas handicapé que je sache... Qu'en dites-vous ? N'hésitez pas à le mettre face à ses choix, dès qu'il ira mieux.

– Vous croyez ?

– Ça a plutôt bien marché les autres fois avec lui. Et puis, gardez du temps pour vous. Occupez-vous de votre vie aussi...

Cette séance t'a réconfortée. La plus belle chose à offrir à Arthur, c'est de lui faire confiance... Il va falloir y travailler, laisser de côté ton pathos corse. Pour toi, pour lui.

Quand tu sors de chez Sabine, il te semble qu'il fait un peu moins froid.

Programme de remise en forme
Début décembre 2022

Un peu plus d'une semaine s'est écoulée depuis qu'Arthur est revenu à la maison.

Il est resté prostré, à pleurer.

C'est insupportable de le voir souffrir, mais de ton côté, tu t'efforces de garder une assise intérieure, à faire semblant du moins. Tes angoisses sont réservées à tes réunions Al-Anon et tes séances avec ta psy. Il t'arrive aussi de prier ta « Puissance Supérieure », de lui confier ton enfant, seule dans ta chambre. Il ne s'agit pas d'affoler Arthur encore plus, et il a horreur de tes connexions et accointances spirituelles. En tant que pilier, pas le droit de flancher.

Depuis hier, il a recommencé à se lever, un peu. Vous parlez beaucoup, de Manon encore et toujours. Des chagrins d'amour. Dans les chansons, dans la vie, la littérature. Les tiens aussi auxquels tu as survécu.

Il s'enroule des heures dans ce grand plaid, il ne s'habille pas, mais se lave, c'est déjà ça. Il parle peu, tu es un moulin à paroles. Et lui rabâches : « Il faut parfois toucher le fond pour remonter. Cette séparation, c'est l'occasion pour toi de grandir, de s'emparer de ce monde d'adultes que tu as fui jusqu'à présent. Il faut juste t'en occuper, prendre soin de toi, fournir des efforts. Just do it ! » (Vieux réflexe de publicitaire tout de même)

« Régler ces problèmes qui traînent. Affronter tes démons. Le départ de Manon c'est cruel, mais c'est une chance. Vous viviez dans un cocon. Tu vivais dans l'illusion. Le meilleur est à venir, il ne tient qu'à toi, l'Avenir. Cela veut dire À venir... Ton potentiel est énorme. À 22 ans, tu as la vie devant toi. »

Laquelle ? Tout est possible. Il ne réagit pas, et te laisse poursuivre.

Cette idée est enthousiasmante, et te donne le vertige, flippante aussi. Il peut tomber du mauvais côté de la pièce, dans le caniveau. Tu l'as récupéré tant de fois dans des situations dramatiques. Il faut combattre ces pensées inutiles. Tu reprends : « À toi de jouer, mon fils. »

Tu vas même jusqu'à dire : « Peut-être que dans dix ans, tu regarderas en arrière et la remercieras d'être partie. » C'est gonflé, on a envie d'y croire. Tu ne connais pas l'effet de ces paroles car il reste prostré, mais imagines que c'est ton rôle de mère nourricière, protectrice. En tout cas, il écoute tes propos en boucle. Sans rien dire, le visage fermé, le regard triste, mais il ne t'interrompt pas.

Au moins, il ne te dit plus qu'il a envie de se buter comme les premiers jours. Motivée, tu continues, élabores, construis un plan de remise en forme. Et le partages avec lui.

Remise en forme physique et psychique. Il faut d'abord qu'il retrouve la santé, c'est la base. Qu'il prenne soin de lui. Durant tes études, on t'a exposé la pyramide des besoins de Maslow : des plus vitaux pour la survie (protection physiologique, nourriture, santé...) aux plus élaborés comme l'épanouissement de soi. Il s'agit bien de passer de la survie à la vie. Tu lui expliques cela, il aime l'analyse et les modèles. Il rationalise, son mental est surpuissant, une force et un fléau à la fois. Il ne peut laisser son corps et sa santé à l'abandon, c'est sa monture pour se redresser, et continuer à avancer.

C'est important qu'il adhère à ta stratégie, qu'il y croie. Il t'écoute. Peu à peu, il te laisse remplir son carnet de rendez-vous : bilan complet chez le généraliste pour demander de l'aide afin de retrouver le sommeil et des anxiolytiques temporairement – ne pas créer de nouvelles addictions. Rechercher un bon psychiatre pour un suivi de ses troubles anxieux et obsessionnels. Reprise des rendez-vous avec la psychologue. Pourquoi ne pas recontacter celle de son enfance, au moins essayer ? Rendez-vous chez le gastro-entérologue pour faire le suivi de ses problèmes digestifs, et du diagnostic de sa maladie inflammatoire des intestins (déclenchée ou aggravée par l'alcool ?)

Eh OUI, enfin et surtout arrêter L'ALCOOL. Tu le sais bien et le lui répètes. *Tu ne pourras te reconstruire sans cela.* L'alcool, sa solution, son doudou devenu celui qui détruit tout. « Aujourd'hui c'est ce qui te bloque pour construire ta vie : sociale, professionnelle, sentimentale et détruit ta santé, t'empêchant ces dernières années de reprendre un cursus scolaire. A détraqué ton rythme. C'est une maladie, une vraie saloperie. Il faut la regarder en face. »

Sur la pointe des pieds, tu émets l'hypothèse que Manon est partie à cause de cela, il ne faut pas non plus trop exploiter la situation, tirer sur l'ambulance. En même temps... il ne nie pas. Pour l'instant, le choc lui a coupé l'envie de boire. Tant mieux s'il associe le départ de Manon à son problème d'alcool. Tu es prête à toutes les ruses mais il le faut pour tenir sur le long terme. C'est une course d'endurance, on le sait.

– Papa est disponible pour faire des séances de sport avec toi, autant que nécessaire.

Il valide. Confirme qu'il a réussi à plusieurs reprises à se sevrer ainsi, sans médicaments. Certes, il s'agissait de sevrages ponctuels, mais il en a été capable.

(Il ne sait rien faire dans la mesure. Tractions, Burpees, Squats... Tu as dans le passé assisté à ces séances où il souffrait dans l'effort). Il est d'accord. Il voit bien son image dégradée dans le miroir, il a pris dix-huit kilos par rapport à son poids d'adolescent.

« C'est un énorme coup sur ta tête mais tu vas te relever. Il faut te remettre en mouvement, t'obliger à bouger. Essaie de faire au moins une chose chaque journée. »

L'ACTION est le meilleur antidépresseur naturel.

Il doit aussi mettre à jour ses papiers, sa pièce d'identité, sa carte Vitale, sa mutuelle. Faire ces démarches qu'en électron libre, il a complètement négligées ces dernières années. Quand il récupère ses photos d'identité, il s'attriste : « Je suis vraiment bouffi », il se reconnait à peine, mais au moins, il commence à se voir.

Tu l'encourages à noter son planning sur un carnet. Mais n'oses aborder avec lui le sujet de la préparation du bac. En serait-il capable pour l'instant ?

Inspiration
Décembre 2022

Vers quatre heures du matin, tu te réveilles comme souvent en ce moment. Le jour peine à naître, la nuit s'étire et tes inquiétudes te tiennent en alerte. Doucement, tu te lèves, et tournes un peu. Inspirer, expirer, pour remplir cet instant en suspens. Tu te diriges sans bruit vers ta bibliothèque, en faisant attention à ne pas faire craquer les lames du parquet.

Un livre t'appelle, un compagnon prêt à t'emmener ailleurs, dans un calme apaisé.

« Il existe un malentendu général chez tous les êtres humains nés sur cette Terre : la tendance à croire que la meilleure façon de vivre est d'essayer d'éviter la douleur et de se contenter de rechercher le confort. On peut observer cela même chez les insectes, les animaux et les oiseaux. Nous sommes tous les mêmes... ».

Ainsi démarre le premier chapitre de ce livre *Entrer en amitié avec soi-même* écrit par Péma Chodron, moniale bouddhiste. Gratitude pour ces livres qui t'ont déjà aidée lors de précédentes traversées par gros temps.

Tu le saisis parmi les autres « compagnons ailés » (tu appelles ainsi tes livres fétiches) et retournes te coucher.

Dehors, un oiseau insomniaque ou matinal chante et réchauffe la nuit froide.

AA et Al-Anon
Décembre 2022

Cela fait plusieurs années que toi aussi essaies de mettre en œuvre un programme. La découverte des réunions Al-Anon, en plus de tes séances de psy, t'aide à tenir. Ça a même changé ta vie.

Tu as été dans de nombreuses réunions dans ta vie professionnelle. Des petites, grandes, internationales, internes ou avec des clients. Représentante de l'agence, la direction... tu en étais souvent l'instigatrice, l'animatrice, parfois en première ligne. Là, pas question d'anonymat. Il s'agissait de convaincre, séduire, expliquer, argumenter, taper du poing...

À l'époque, il y avait tout à vendre : des conseils, des concepts, des idées, des stratégies, des devis, des campagnes de pub, une recommandation stratégique, un plan d'action, un rétroplanning.

Étaient présents des responsables hiérarchiques, des chefs, des boss, des directeurs, des clients, des DG, des chefs de projets. Certaines personnes étaient plus importantes que d'autres et détenaient du pouvoir. Pouvoir d'acheter, de dire non, de décider.

Rien de tout cela dans les réunions Al-Anon. Ta réunion du lundi se tient non loin de la Gare Saint-Lazare – accessible en train de chez toi, entre midi et deux, dans un lieu accueillant mais qui ne paie pas de mine, un peu décrépit mais propre. Aux murs, quelques citations de Mandela. À côté se trouve un accueil pour les sans-papiers qui souvent s'égarent et aboutissent dans votre réunion. « Non, ici c'est pour les problèmes d'alcool ». Vous les ré-aiguillez au bon endroit. Chaque misère a son espace. Parmi les principes qui régissent ces réunions, outre l'anonymat, il y a la confidentialité, l'indépendance religieuse, politique et financière de l'association. On ne paie que ce que l'on veut, sans engagement.

Un lundi par mois, c'est toi qui ouvres les lieux, ce qui signifie installer la salle de réunion. Cela fait partie de ce que l'on appelle « prendre du service ». Rien d'obligatoire là non plus. Et le service fait partie du *rétablissement*, car il s'agit de cela, de rétablissement. Aider les autres pour s'aider soi-même, au travers de l'action. Parfois, quelques autres membres « amis », on est dans une « fraternité » – viennent en avance pour t'aider à installer la salle – un caisson en bois sommaire et quelques chaises en plexiglas de couleurs en rond. On dispose le café et la boite de bonbons. Sur la table, tu poses la vieille photo en noir et blanc du couple « Loïs et Bill », en plus de certains ouvrages clés. Cette photo te parle, elle reflète un morceau de l'histoire des Alcooliques Anonymes, et de la naissance d'Al-Anon. Une vraie histoire d'amour et d'Amour. Bill W, mari de Loïs, est l'un des fondateurs des Alcooliques Anonymes (en abrégé AA), agent de change new-yorkais qui a créé avec Bob S, un chirurgien d'Akron, en 1935 aux États-Unis, ce mouvement unique qui les a aidés à se sortir de l'enfer de l'alcool. Des sacrés types. Ils l'ont étendu au fil du temps dans le monde entier, pour guérir de plus en plus de malades et se guérir eux-mêmes. L'entraide constitue le principe de base : qui mieux qu'un alcoolique pour comprendre et aider un autre alcoolique ? AA compte aujourd'hui plus de 2 millions de membres dans plus de cent quatre-vingts pays. L'efficacité de cette approche basée sur la fraternité est mondialement reconnue.

Le grand romancier Joseph Kessel, qui était aussi journaliste, a publié un livre en 1960. *Avec les Alcooliques Anonymes.* Tu l'as lu ce livre merveilleux et sombre, où Kessel plonge littéralement dans les bas-fonds de l'alcoolisme à New York, et ausculte l'âme en perdition d'hommes et de femmes réduits à l'état de déchets, sauvés par AA. Il y raconte aussi la genèse de l'organisation, selon lui l'une des expériences humaines les plus extraordinaires qu'il lui ait été donné de découvrir, et qu'il a aidée à se faire connaître en France. Ce sont des « faiseurs de miracles ».

Al-Anon existe dans le sillage d'Alcooliques Anonymes. Ce nom en est la contraction : Al *(cooliques)*-Anon*(ymes),* qui reste hélas moins connu. Ces réunions rassemblent ceux qui sont touchés par la maladie d'un proche alcoolique : amis, parents, conjoints, enfants. On doit cette initiative à Loïs. Loïs, la femme de Bill avait enduré l'alcoolisme de son mari qu'elle a soutenu envers et contre tout. Une fois sobre, lui a continué à passer son temps en réunion, mais à elle, que lui restait-il ? Après ce tsunami qu'est la cohabitation avec un alcoolique, elle a imaginé avec d'autres épouses d'alcooliques d'adapter les principes de AA aux proches du malade. Al-Anon est né, pour tous ceux qui subissent les dommages collatéraux de l'alcool.

Tu t'es beaucoup renseignée sur le sujet au fil des ans. Pour un malade alcoolique, les addictologues estiment qu'en moyenne cinq personnes en pâtissent. On l'ignore, on l'occulte. A fortiori dans un pays comme la France où l'alcool fait partie de la culture et de la convivialité. C'est un calumet de la paix, un lubrifiant social, un invariant de la fête, une fierté du patrimoine gastronomique et viticole. Ta vision des choses n'est plus celle-ci depuis qu'Arthur est « tombé » là-dedans. Pourtant, tu restes une bonne vivante, tu suis même des cours d'œnologie. Les radicalités ne t'ont jamais plu, tu préfères aborder la réalité dans sa complexité, sans complaisance. L'alcool pour certains, certes une minorité, déclenche une véritable maladie « chronique, progressive et mortelle ». Tous les âges, classes sociales, genres, sans distinction, sont touchés.

Au départ, on croit venir dans ce programme pour l'Autre, l'Alcoolique, pour le sortir de là. En vérité, dès la première réunion, nous comprenons que non, c'est pour nous-mêmes que nous venons, pour notre propre rétablissement. Pour arriver à s'en sortir, « que l'alcoolique boive encore ou non ». Le plus souvent en effet, en débarquant, on est dans un sale état, sans en avoir conscience car le milieu médical s'intéresse encore trop rarement à l'entourage. Une image qu'on donne aux proches des malades alcooliques dans les groupes Al-Anon, c'est celle des instructions en avion en cas de dépressurisation : *Mettez d'abord votre masque à oxygène, puis aidez les autres.*

Remise en femme
Décembre 2022

Les mantras, les citations, les collections de mots qui font du bien t'ont toujours plu. Il faut néanmoins faire attention à ne pas trop en balancer dans les discussions : les vieux proverbes, ça peut tout de suite vous ringardiser. (Genre « Un tiens vaut mieux que deux tu l'auras » ou au choix sa version *hardcore* « Un chien vaut mieux que deux kilos de rats »). Comme les chansons, les citations sont des marqueurs culturels et générationnels. Ces dernières années, tu as fait une belle découverte : des « slogans » qui ne te lâchent plus. C'est un comble pour une ex-publicitaire, censée maîtriser l'art de la formule. Mais ces slogans-là, ceux que l'on trouve dans la littérature Al-Anon, ou que l'on a entendus en réunion, n'ont pas grand-chose à voir. Rien à vendre, pas forcément drôles… Ils t'apportent juste un peu de sagesse, en goutte à goutte au quotidien. On se les récite comme des mantras. Celui-là, « ça commence par moi », te plait particulièrement. Sorti du contexte, on pourrait imaginer qu'il traduit un égoïsme forcené, un « moi d'abord » peu altruiste. En réalité, une belle invitation s'y cache. Avant tout, il s'agit de se concentrer sur soi. Prendre sa part de responsabilité, plutôt que de se lamenter ou de critiquer l'autre. On l'a bien compris : avant tout, il s'agit de s'occuper de sa peau, condition pour mieux aider l'autre. Toujours l'histoire de l'avion.

Depuis que tu es seule à la maison, ces dernières années, avant qu'Arthur ne revienne, c'est ton programme : œuvrer à te reconstruire une vie, autre que seulement familiale ou professionnelle. Une vie de femme. Nécessaire après tes accidents de parcours. Si toi-même ne t'en occupes pas, personne ne le fera. Il ne reste plus tant d'années. Tu t'es séparée de ton dernier compagnon, Pierre, avec qui vous comptiez à un moment finir vos jours ensemble… Ça arrive… Ta vie sociale s'est réduite depuis que tu travailles de chez toi, après ton licenciement et la boite que tu as montée en indépendante. Être solo dans tous les compartiments de jeu, cette « sologamie », ce n'est pas ton truc. D'où ce programme de « remise en femme » et les sites de rencontres depuis un an.

Lors de tes recherches sur Internet et de la sélection de candidats potentiels, tu essaies de ne pas trop te censurer. Un « garçon » de ta décennie, un peu comme toi, avec de la maturité mais n'ayant pas encore basculé dans la « pépérisation », cela t'irait bien. Un homme qui te plaise, t'embarque dans une complicité. Sans plus vouloir croire aux princes charmants, en vieille Cendrillon que tu demeures malgré toi, avoir des papillons dans le ventre, expression ridicule pour signifier le sentiment amoureux – reste une aspiration. Au moins quelques-uns.

Il y a plusieurs années – dans l'une de tes périodes de célibat précédentes – tu as fait un rêve marquant, et l'as raconté à tes fils.

Brad Pitt te demandait en mariage. Tu hésitais longtemps, en proie à d'affreux tourments, devant cette demande autant inattendue qu'improbable, avant de pouvoir prendre une décision. Tu te sermonnais dans le rêve : *Mais enfin, c'est Brad Pitt quand même ! Toutes les femmes rêveraient d'être à ta place ! Dis donc !*

Ce mariage a-t-il eu lieu ? On n'en sait rien, tu as dû te réveiller avant, seule. Tes fils ont souri quand tu leur as raconté, mais ont eu la délicatesse de ne pas faire davantage de commentaires ou d'interprétation hasardeuse. Quelques années après, tu as appris que Brad Pitt fréquentait les Alcooliques Anonymes. Cet homme-là, décidément... vous auriez eu des sujets de conversation. Plus tard encore, tu appris que certains se faisaient passer pour Brad Pitt sur Internet pour arnaquer des cœurs esseulés.

Ce qui est certain, c'est que tu t'interroges au fil de toutes tes expériences sur tes manquements et en parles régulièrement avec ta psy. Qu'est-ce qui cloche avec toi ? Trop exigeante ? Handicapée du cœur ? Ton histoire avec Pierre a dû laisser des traces. Elle a été intense, une succession de hauts et de bas abyssaux qui t'ont fait souffrir. Encore une personne que tu as voulu sauver, avant de te sauver toi-même.

Depuis ton inscription sur le site – abonnement longue durée – tu as rencontré physiquement 36 prétendants. C'est précis car tu tiens méthodiquement une liste à jour sur ton téléphone. Face à chaque prénom ou pseudo, quelques notes de compte-rendu sont inscrites pour une bonne mémorisation. *Sympa, pas d'attirance, pharmacien, mytho, m'a tout de suite sauté dessus pour m'embrasser, suisse allemand philosophe, pas fun, disparu dans la nature, très intrusif, intello austère, pas mal mais louche, pas de coup de cœur, pas réactif, traîne à rappeler, malaise, radin, électroencéphalogramme plat...*

Peu glorieux. Pourtant, cela te rassure quant à tes efforts et avancements. C'est comme faire une *to do list*. Te mettre naturellement en mode projet est un de tes défauts de fonctionnement : aborder cela comme une recherche d'emploi. Il en faut des candidatures spontanées pour trouver le bon job. Alors pour une histoire d'amour...

Car c'est bien le sens de ta recherche – on peut en être encore là à plus de soixante ans – après trois enfants et plusieurs longues histoires. Trouver un compagnon de vie. Pas un « plan cul », comme on dit prosaïquement. Un homme tout simplement – les femmes ne te branchent pas pour cela – avec qui partager. Tu as donc spécifié ta quête d'une « vraie » histoire, comme le site le propose dans ses diverses rubriques. Un libellé plutôt bien trouvé, n'est-ce pas ? (*On se demande d'ailleurs ce qu'est une « fausse » histoire ?*)

Ce qui est sûr, c'est que tu n'es plus en quête de l'homme de ta vie, il y en a déjà eu plusieurs au travers de tes CDD longue durée. Alors serait-ce l'homme de ta mort ? (Tu n'es pas allée jusqu'à écrire ça dans ton annonce.)

Qui dit rencontre dit, a minima, un café pris dans une brasserie parisienne, au mieux, un cocktail prolongé par un dîner. Ou un Spritz dans un grand hôtel – sans la chambre après. Rien de plus pour l'instant depuis le démarrage des opérations. Pas de connexion suffisante ou coup de cœur réciproque pour passer à l'étape d'après. Ce serait effrayant. Retrouver une vie sexuelle, bien sûr cela fait partie du projet, mais encore faut-il en avoir les moyens. Physiquement, tu n'as plus l'impression d'être en état : après le passage de la ménopause, le Prozac – qui pour certaines personnes agit négativement sur la libido – et les redoutables dernières années avec Pierre, la machine à désir fonctionne-t-elle encore ? Tout est à sec. Désert de Gobi. T'imaginer à nouveau dans les bras et les draps d'un homme... Difficile de se projeter, justement. En revanche, quel talent pour concevoir plein de scenarii de films glauques. L'idée de finir ta vie solo t'angoisse. Mamie à chats. Enfin... Depuis qu'Arthur est revenu, le rythme de tes recherches s'est ralenti. Plus le cœur ni la tête à ça. Pourtant, vous n'avez jamais autant parlé d'amour à la maison.

Endorphines et PS
10 décembre 2022

Voilà deux semaines qu'il est revenu. C'est le week-end, il est en train de finir sa séance de sport quotidienne. Un jour sur deux en intérieur, sinon dehors dans un parc avec son père. Il s'entraîne avec des poids en fonte disproportionnés, qui ornent ton salon et dans lesquels tu manques parfois de shooter par inadvertance et de t'exploser un pied. Là, il surveille ses mouvements, torse nu, face au grand miroir dans ton salon. Il se scrute d'un regard exigeant, pas toujours bienveillant envers lui-même. « Regarde, maman, ce gras du bide de la bière. C'est dégueulasse ». Tu lui souris. « Ne sois pas si dur avec toi » et poursuis : « Regarde tes progrès ». Son corps a déjà commencé à changer, il se le réapproprie peu à peu. Les piles pour ta balance, que toi, tu as tendance à fuir, ont dû être changées. Lui se pèse tous les jours, il a déjà perdu plusieurs kilos. L'exercice combiné aux « 5 fruits et légumes par jour » fait son effet.

Au début, il a fallu le forcer à prendre au moins un repas par jour, il pouvait jeûner des journées entières. Plus envie de rien. Tu t'es remise en mode « mamma » en cuisine pour lui redonner le goût de manger, et tu essaies de mettre des couleurs et des saveurs variées dans son assiette, de la douceur, des mousses au chocolat de son enfance et autres tentations gustatives. Tout plutôt que le karcher de l'alcool. Son appétit revient.

C'est admirable qu'il parvienne à rester abstinent depuis quinze jours maintenant et tu l'en félicites. Le nouveau psychiatre, avec qui il s'entend bien – Alléluia – a prescrit des anxiolytiques, aux effets secondaires modérés. En revanche, il a préféré laisser tomber les rendez-vous avec la psychologue de son enfance, il a l'impression de ne pas avancer, ça le ramènerait presque en arrière. Avec le psychiatre, en revanche, il se sent en confiance. Ils ont choisi un médicament en concertation. Arthur a longtemps été persuadé que les antidépresseurs qu'on lui a donnés adolescent, lors d'une de ses multiples hospitalisations, ont altéré de manière irréversible ses capacités cognitives. Il reste très méfiant sur la pharmacologie et épluche, à longueur de journée sur son ordinateur, les études sur les diverses molécules. Seules, celles faites en double aveugle[1] sont dignes d'intérêt. Avant qu'il accepte cette aide chimique, tu t'es permis un conseil : c'est mieux pour ton corps de t'anesthésier à coups de bière et de vodka plutôt que de suivre un traitement ? Moi-même j'ai été aidée par le Prozac. Et il me reste un bout de cerveau.

Ne pas le braquer reste un exercice périlleux. Il semble parfois savoir mieux que tout le monde. Ses résistances sont, on le sait, le symptôme d'un mal-être, d'un « mal-fonctionner ». Une soif de toute-puissance qui traduit un refus à composer avec cette réalité qui le terrorise, un besoin de demeurer ailleurs. Après avoir reposé ses disques de fonte et pris sa douche – froide de préférence – il est venu s'asseoir. L'effet des endorphines agissant, combiné aux anxiolytiques, il paraît plus apaisé, ouvert à la discussion. (Il en connaît aussi un rayon sur les hormones).

– J'ai pas fait de cauchemars sur Manon cette nuit.

Avant que tu ne puisses te réjouir, il poursuit :

– Mais j'ai toujours aussi mal. Ça va finir par passer. Ne plus être obsédé par elle.

Revoilà ton pitch sur la passion qui passe, les chagrins d'amour dont on se remet, l'impermanence. Et bien sûr, convocation de cet allié incontournable qui efface toutes les ardoises. LE TEMPS. « Avec le temps, tout s'en va ». Mais ce n'est pas le moment de lui faire écouter cette chanson de Léo Ferré, que ton père d'ailleurs avait choisie pour ses obsèques. Beau à pleurer. Il vaut mieux lui parler de toi, vieille routarde des histoires d'amour qui finissent mal, mais dont on se relève.

1. D'après Wikipédia, la procédure double aveugle consiste à laisser les patients et les soignants dans l'incertitude du traitement reçu. Ceci évite que la connaissance de leur traitement influence leur comportement.

– Moi j'ai remarqué qu'il me fallait un an pour faire le deuil d'une relation.

– C'est long ! J'vais pas tenir...

– Ça ne veut pas dire un an de souffrance ! C'est juste apprendre à vivre chacune des saisons sans l'autre. Avec son absence.

Tu lui racontes ce « vide » auquel on survit. À plusieurs reprises. Cet abyme douloureux qui redevient peu à peu un espace de liberté que la vie reremplit tout doucement. Mais bien sûr, pour lui, cet espace peut être angoissant. Plus vide que vide. Toi, il y avait tes amis, ta famille. Et ton travail qui te contraignait et te maintenait debout.

– En plus, ta déscolarisation t'a un peu marginalisé... Pas facile d'être un électron libre... Mais justement, rien n'est perdu. Tu vas reconstruire tout ça.

Un éclat passe dans son regard, tel un vertige.

– Tu crois ?

Souvent, il te balance cette question, pour tester ta confiance afin de s'y raccrocher. Tu poursuis :

– Bien sûr. Regarde, ce que tu as déjà accompli en quinze jours. D'ailleurs, tu n'as déjà plus la même tête !

Il jette un regard au miroir, peu convaincu, en malaxant ses « bajoues » comme il les nomme.

– J'm'en veux... j'ai merdé. Je me suis laissé aller cette dernière année. J'n'me suis pas bougé. On ne partageait plus rien.

Te reviennent en mémoire leurs nombreux projets avortés. Manon avait besoin d'être nourrie... de sortir. Finalement... C'était PlayStation, jeux d'échecs en ligne, et consommations jusqu'au petit matin.

– J'vivais comme un rat. J'ai pas bien pris soin d'elle.

Tu le félicites de reconnaître sa part de responsabilité, de prendre conscience de ses manquements. Pourtant, ta vie t'a enseigné que cultiver la culpabilité est un poison. Un empêchement à agir, à bouger. Avec ses problèmes, il a fait ce qu'il pouvait.

– Maintenant, tu peux choisir de t'enfermer dans le malheur ou bien d'apprendre et avancer. L'addiction ça rend autocentré, ça tue tout autour. Peu de relations résistent.

Tu lui parles – avec parcimonie – de tes réunions Al-Anon auxquelles il sait que tu assistes, et des témoignages de nombreux conjoints ou conjointes d'alcooliques qui finissent par partir. Car vivre avec un alcoolique est un enfer au quotidien.

– Si tu le dis...

– C'est dur de se sortir seul de l'alcool. C'est une maladie. Il faut se faire aider par tous les moyens.

Il se tait. C'est le bon moment pour l'inciter à nouveau à assister à une réunion Alcooliques Anonymes. Rien à perdre.

Ce n'est pas ta première tentative. Jusqu'alors, il n'était pas prêt. Tu as eu beau lui imprimer des papiers avec des adresses de réunions AA à proximité de chez lui, il était imperturbable. Sans doute une peur de se joindre à cette « communauté », une honte de se reconnaître comme un des leurs.

Le mot « alcoolique » le révulse encore. C'est bien compréhensible. Il a peur d'y être enfermé, étiqueté à jamais. Aurait-il honte d'être « diabétique » ou de souffrir d'une autre maladie chronique ? Dans le pays champion de l'alcool, la stigmatisation reste féroce. On ne choisit pas de devenir alcoolique, certains sont plus exposés que d'autres, mais le tabou reste entier.

Depuis 1978, l'alcoolisme est pourtant reconnu comme une maladie par l'OMS (Organisation mondiale de la santé). Deux formes existent : une forme aigüe, et une forme chronique. Et pour les addictologues, l'alcool est considéré comme potentiellement une drogue dure, l'une des plus puissantes.

– Il n'y a aucune honte à avoir un problème d'alcool. Ça peut toucher tout le monde. Dans les réunions AA, il y a toutes sortes de gens, des jeunes aussi.

Dans tes recherches pour comprendre la maladie d'Arthur, tu as assisté à des réunions Alcooliques Anonymes dites « ouvertes » aux non-alcooliques. C'était un besoin d'aller voir de « l'autre côté du miroir ». L'humanité et la force qui se dégageaient de ces réunions t'ont profondément marquée, l'espoir aussi. Il t'écoute, pour une fois, l'air intéressé. Mais il a encore de nombreuses réticences et trouve

« chelou » cette « Puissance Supérieure » dont parle le programme AA. Il s'est renseigné sur Internet :

– Ça fait un peu secte, non ?

D'un ton qui se veut pédagogue, tu lui réponds.

– La « Puissance Supérieure », c'est vraiment comme « chacun la conçoit ». Ce peut être Dieu, l'Amour, le soutien des autres et du groupe simplement, la Vie, l'Univers, la Nature... Quelles que soient tes croyances, ta religion ou pas, c'est ce qui est plus grand que toi... On dit « PS » parfois entre nous...

– Comme la Play Station ? Non, maman, là, t'es sérieuse ?!?

Le sommeil de tes nuits
15 décembre 2022

Ce matin à ton réveil, il fait froid dehors et encore nuit.

Tu paresses dans le cocon de ton lit, un café sur ta table de chevet. Protection illusoire des murs, douceur de la couette épaisse. Réceptacle des souvenirs, des émotions, des traumas, de l'espoir aussi. Le jardin tremble sous la rosée glacée. Arthur a dû jouer très tard. Jeux vidéo, jeux d'échecs, podcasts. Il est trop tôt pour l'instant d'essayer de contrôler ses horaires de sommeil. Le savoir à l'abri t'apaise.

De ces dernières années, Arthur a essentiellement connu les nuits. Fuyant la lumière du jour. Échappant au monde réel de ceux qui se lèvent le matin et partent travailler.

« Inversion des cycles circadiens » est le terme médical utilisé par les psychiatres.

L'alcool détraque le sommeil en plus de tout le reste. Ton fils a passé ces dernières années des nuits entières à boire dans le sous-sol de la maison, ou dehors à errer. Au gré de son ivresse, il pouvait parcourir des kilomètres par tous les temps, sous la pluie, dans la boue parfois, où « ses bières de clochard », comme il les nomme lui-même, le menaient. Les bières de clochard sont des produits parfaitement adaptés aux alcooliques de la rue et aux petits budgets. Des bières grand format, à fort degré d'alcool, et à un prix défiant toute concurrence. De la dope accessible dans chaque quartier, dans les épiceries ouvertes de nuit. Des bières pour se bourrer la gueule en mode express, parfois combinées à la vodka. Des bières dont l'odeur vous colle à la peau et qui, à force, vous défigurent, vous boursoufflent. De manière perverse, elles vous font oublier qui vous êtes. L'alcool est à la fois le problème et la solution. Ces nuits d'horreur pleines d'heures à attendre Arthur se sont engrammées dans ta mémoire.

C'était avant qu'Arthur vive avec Manon. Encore salariée d'un grand groupe de communication, il t'arrivait souvent de le croiser titubant le matin dans la cuisine. Toi, tu te faisais un café et partais travailler. Plusieurs réunions t'attendaient, tu étais directrice générale. Et chez toi, que dirigeais-tu ? Arthur tenait une dernière bière à la main avant d'aller se coucher, à huit heures du matin. Il se cognait au frigo, et hésitait avant de prendre l'escalier – il s'accrochait au garde-corps – pour parvenir à regagner sa chambre au deuxième étage. Il avait passé sa nuit à boire à la cave ou dehors à errer, avec son sac à dos. Tu avais dormi en pointillé, guettant le bruit du portail. Avec le portable à portée de mains au cas où... plusieurs fois, il t'a appelée en crise. Atterrissage aux urgences. Tu insistais pour qu'il garde toujours un papier sur lui avec ton numéro. L'idée de le lui tatouer t'a même traversé l'esprit.

C'est l'époque aussi où les médecins qui accompagnaient Arthur ont fini par recommander un éloignement mère-fils salutaire pour l'autonomiser. Il fallait le considérer comme adulte et le pousser hors du cocon maternel. L'effort et la pulsion de vie ne pouvaient venir que de lui. A démarré le second accouchement, interminable, dans la douleur, la peur et l'incertitude. Un cordon inoxydable d'autant plus difficile à couper qu'il est invisible. Ainsi, Arthur dès ses dix-huit ans est parti vivre avec Manon, c'était son souhait, le corps médical a cautionné. Bien sûr, c'était effrayant de le lâcher, mais tu l'as aidé dans son projet, cofinancé cette location avec le père de Manon.

Après le départ d'Arthur, il a fallu peu à peu se faire à son absence et tu as soufflé quelque temps. Son naufrage ne se déroulait plus sous tes yeux. Tu t'es réfugiée alors dans un semi-déni. Ton sommeil est plus ou moins revenu, et ton histoire avec Pierre a été plus facile à vivre. Car la cohabitation entre Pierre et Arthur était explosive.

Manon a pris le relais pour s'occuper de lui. Pendant cette période de répit relatif pour toi, elle a supporté, elle était amoureuse. Le déclic n'est pas venu, Arthur a continué à boire. Combien de nuits à l'attendre à son tour, du haut de ses vingt ans, jusqu'aux matins blêmes ? Dans ce lit de leur studio où, alcoolisé, il rentrait souvent défait, abîmé. Il lui est même arrivé de s'y oublier, t'a-t-il raconté dernièrement. Le nid d'amour se transformait par moments en angoisses et en miasmes. Manon devait l'aimer follement, désespérément, son amoureux rimbaldien.

Comme elle a dû se sentir coupable de le quitter après tout cela ! Pouvait-elle faire autrement ?

En cette matinée de décembre, Arthur récupère, tranquille, de toutes ces nuits échevelées passées, un étage au-dessus de toi, dans sa chambre d'enfant. Manon a disparu depuis plus de deux semaines maintenant. Le jour trainasse encore.

Dans la rue règne le calme, tu apprécies cette quiétude. Il ne peut rien arriver dans l'instant. Se concentrer sur ce présent, c'est ta nouvelle sagesse.

Avant l'alcool, l'école
Dix ans avant 2013

« Avant l'alcool il y a eu l'école ». Derrière cette formule un peu gadget, il y a pourtant une vérité : la phobie scolaire, par laquelle tout a commencé. Le jour où tu as entendu parler de phobie scolaire, il y a dix ans, comme on parle de phobie des araignées, cela te parut être une supercherie ou un abus de langage.

Durant ton enfance, cela n'existait pas, du moins on n'en parlait pas... Et en ce qui te concerne, il n'y a jamais eu de problème avec l'école, bien au contraire.

Loin d'être décrocheuse, tu as été accro à l'école, la réussite, enfin à une certaine forme. Enfant, toujours « première de la classe », élève modèle, on te citait en exemple dans les établissements que tu as fréquentés : écoles, collège, lycée. Première dans les différentes matières, maths ou français, première de l'académie du département au brevet.

Ta mère découvrait avec fierté au fil de ta scolarité les appréciations élogieuses – à l'époque manuscrites – dans les bulletins que tu lui ramenais. Lorsqu'elle venait te chercher à la sortie de l'école et que la maîtresse avait corrigé les dissertations, vous jouiez à la devinette : « à ton avis, combien ? » Ces bonnes notes étaient tes cadeaux, mieux que des fleurs ou des robes qu'elle n'osait s'acheter. Et le jour de ta réussite au concours d'une des « meilleures écoles de commerce parisiennes », vous exultiez. Joie, folie. « Vous » aviez réussi. Tu as toujours essayé de te réaliser par ton travail. Un vrai besoin pour exister, être reconnue même si c'était aussi pour ELLE, ta mère. Te donnant à fond dans ton job jusqu'à l'épuisement, au risque d'y laisser ta peau. Une chance pour tes employeurs. Finalement, jusqu'à ton licenciement récent, en fin de carrière, on t'a toujours considérée comme un « Super bon élément ». « Parfaite ».

En toute logique, il t'a fallu du temps pour apprivoiser et comprendre la « phobie scolaire » d'Arthur. L'école puis l'entreprise ne pouvaient être de ton point de vue que des lieux de progrès, d'épanouissement, de sociabilisation. L'idée de ne pas « pouvoir » franchir la grille du collège ne faisait pas partie de ton paysage mental. Quelle ironie d'être confrontée à cela !

Tu as beaucoup réfléchi au sens que cela pouvait avoir.

Quand Arthur s'est mis à « décrocher » à son entrée dans l'adolescence il y a dix ans, le phénomène restait flou et peu abordé. Aujourd'hui, sur le site de l'Éducation nationale et après les périodes de confinement qui ont aggravé ces tendances, les décrocheurs sont décrits dans des communications officielles de l'Éducation nationale comme en rupture et en souffrance. Le phénomène, hélas, a pris de l'ampleur. Le décrochage scolaire engendre de nombreuses études et écrits de chercheurs, des typologies sont identifiées : absence chronique, *drop out*, désengagés... *drop in*, car obligés d'être à l'école. Avec de plus ou moins bons « pronostics ». Comme on définirait l'issue plus ou moins fatale d'une maladie grave. Cancer de société ? La dépression – souvent masquée chez les jeunes – fait partie des facteurs explicatifs, mais les facteurs de risque seraient nombreux, interreliés, et complexes.

Au-delà de son addiction, c'est aussi de tout cela qu'Arthur doit guérir.

Pour l'instant, tu abordes encore à tâtons le sujet du travail et de la reprise de la préparation de son bac. Ensemble, durant ces journées, vous parlez surtout d'amour et d'addiction.

Absorbé par son double sevrage, de Manon et d'alcool, il peine à se concentrer sur autre chose. À ne pas sombrer. Et il ne faut pas le braquer même si l'échéance approche. Il a déjà passé les épreuves anticipées avec de bons résultats (notamment il a cartonné à l'oral en français sur Rimbaud, poète maudit au talent torturé et aux nombreuses addictions). Manon l'a beaucoup soutenu, c'était aussi leur projet commun. Il doit conclure cette année pour décrocher ce Graal. Le bac, ce diplôme soi-disant accessible à tout le monde, simple formalité, sauf pour lui. C'est d'autant plus humiliant. Ne pas l'avoir est une souffrance. Il est si porté sur le savoir et rêve de faire des études supérieures. Ces dernières années, il a vu la plupart de ses anciens camarades prendre leur envol, le laissant lui sur le bord de la route.

Décembre est bien entamé et dans trois mois seulement – en mars – ont lieu les épreuves déterminantes de spécialités clés dans les coefficients pour le bac, pour qu'il le décroche, lui le décrocheur, ce diplôme qui symboliquement représente tant. Cela t'angoisse, il n'a rien fait au premier trimestre, mais pas de place pour ces inquiétudes pour l'instant.

Tu décides d'appeler un à un les professeurs censés lui donner des cours particuliers dans ces fameuses matières phares, SES (Sciences économiques et sociales) et HPL (Humanités-philosophie-littérature) et les préviens en off. Sans leur en dire trop, mais suffisamment, en demandant d'attendre : il est de retour chez toi, mais n'est pas en état. En plus de ses problèmes psy – tu ne parles jamais explicitement de l'addiction – sa copine l'a quitté.

Ils la connaissent bien, Manon, ils ont pris la mesure de ce jeune couple attachant et atypique quand ils se rendaient dans leur micro-studio pour les cours d'Arthur. La frêle étudiante brillantissime en fac de philo, et son amoureux hirsute et déscolarisé.

Ils ont vu l'état de délabrement d'Arthur au premier trimestre et sa difficulté à assurer ses engagements, à assister ne serait-ce qu'à quelques heures de cours par-ci par-là, positionnées par nécessité dans l'après-midi. Arthur n'était jamais visible le matin. Ils font preuve de bienveillance et comprennent. C'est bon de se sentir écoutée.

« L'équipe » est ainsi prévenue, prête à intervenir quand ce sera le moment, pour un rattrapage express.

Ce décrochage scolaire, même s'il a été aggravé par l'alcool, n'a pas été causé par l'addiction. L'alcool, qui est devenu le problème central dans la vie de ton fils, s'est installé par voie de conséquence.

En vérité, une longue histoire de souffrance et d'inadaptation à l'école l'a précédé.

Inadaptation

À l'issue de son premier jour à l'école maternelle, tu te souviens du « débrief » de la maîtresse à l'époque – à brûle-pourpoint. « Il ne se plie pas aux règles... N'en fait qu'à sa tête ». « Tout le monde n'est pas destiné à faire une classe prépa ». Ainsi, elle t'avait balancé ce jugement aussi maladroit qu'expéditif. Intéressant, avec du recul, qu'elle t'ait jeté cela à la figure, à toi qui justement avais fait une classe préparatoire. Quoi qu'il en soit, il s'agissait peut-être d'un signe précurseur du profil non « normé » de ton enfant.

Arthur n'a jamais pu se fondre dans les cases, même s'il a réussi à se faufiler entre les mailles du filet sans difficulté pendant le primaire, sans avoir à s'adapter au « contexte » grâce à ses capacités cognitives. Il a même été un « excellent élève » dans les petites classes. Très tôt (trop tôt ?), il a développé une sensibilité et une vision du monde bien à lui.

Une anecdote te revient, un mot d'enfant qui en disait long, sans mauvais esprit. À huit ans, quand il apprit que des rois s'étaient fait couper la tête lors de la Révolution française, Arthur s'était indigné. « Mais, maman, pourquoi on ne leur a pas juste coupé la couronne !? ».

Il possédait déjà une certaine capacité d'analyse et l'esprit critique.

Cette difficulté à rentrer dans le rang, notamment des jeunes de son âge, devint plus aiguë à l'adolescence, lorsque les groupes se forment et que s'intensifie la « pression sociale des pairs ». Il n'y a pas plus conventionnel qu'un ado, d'où le succès des marques qui façonnent des tribus et des modèles d'identification « prêt-à-porter ». On en sait quelque chose quand on a travaillé dans la pub. Pourtant, comme tous les ados, Arthur ressentait le besoin impérieux d'appartenir à ces groupes, ces « meutes », désespérément. Mais il n'en possédait pas tous leurs codes et se faisait rejeter. D'où l'isolement et la dépression puis l'addiction quand il eut accès aux « produits ». Décalé, Arthur l'a toujours été. Un « décal âge » dans sa façon de penser et aussi de s'exprimer.

À la pédopsychiatre, docteur July, qui l'interrogeait en ta présence et celle d'Olivier, à la suite de sa fugue suicidaire à quinze ans, sur ce qui chez lui avait déclenché l'envie de se jeter du haut d'un immeuble, il avait, entre autres, expliqué :

– Quand il y a eu dans la cour du lycée la minute de silence pour les victimes de Charlie (c'était juste après l'attentat de Charlie Hebdo avec le massacre à froid à la Kalachnikov des journalistes de la rédaction) il y en a devant moi qui ont ricané. Ils riaient alors que des gens s'étaient fait exploser la tête à bout portant.

Il affirma que ce fut la « goutte d'eau » qui le fit, lui, exploser. Arthur ne parvenait pas à encaisser l'injustice et la violence du monde (hormis dans ses jeux vidéo, modérerais-tu).

L'inadaptation à la société peut poser des difficultés, cette dernière ne s'adaptant pas vraiment à vous...

Aujourd'hui, sans surprise, le film *Into the Wild* réalisé par Sean Penn reste une référence pour ton fils. Il doit s'identifier à ce jeune Américain qui, en rupture totale, sociale et familiale, part vivre une expérience extrême et solitaire en Alaska. Fuite et quête d'absolu se confondent, dans ces tentatives à habiter ce monde d'une autre façon. Un passage à l'étape adulte qui se fait dans la douleur, jamais en douceur. Pas facile d'y trouver sa place. Ce film de résistance et de recherche de limites se termine tragiquement. Avec ce message laissé en testament : « Le bonheur n'est réel que lorsqu'il est partagé ».

Pour Arthur, tu souhaites un autre épilogue à cette histoire.

Crise phobique
Dix ans plus tôt

Comment cette phobie scolaire avait-elle commencé ?

Ce sont des souvenirs douloureux, ils affluent malgré toi.

Arthur avait 13 ans. Sa phobie s'installait insidieusement. D'abord, des absences perlées.

En quatrième, il avait purement et simplement séché deux jours entiers à la suite du déménagement soudain de son père après votre séparation. Coïncidence ? Les causes, tu le comprendrais plus tard, étaient diverses.

Ses absences se multiplièrent en troisième, en dépit de l'écoute et la vigilance du professeur principal : *surtout il ne faut pas qu'il perde le fil.* En vain, malgré l'équipe pédagogique qui se resserrait autour de lui, le lien se faisait de plus en plus ténu.

L'administration du collège t'envoyait des textos quotidiennement pour te signifier heure par heure ses absences, à justifier une à une. L'emploi du temps d'Arthur devenait une obsession, la présence en classe, l'exception. Le rythme des messages était redoutable, tu les découvrais en arrivant au travail, en réunion, en présentation, en train d'écrire une recommandation... Ils se distillaient successivement, tout au long de ta journée. Lente torture... Depuis des mois, entre Arthur et toi, ce n'était que chantages et négociations autour de sa présence en cours. Tu répondais à chaque SMS, écrivais des mots d'excuse parfois inventés. Demandais des mots au médecin, rencontrais le prof principal, le CPE, le directeur, tous les profs. En vain.

Et puis l'Académie te menaça dans un courrier officiel. Rappel : l'école est obligatoire jusqu'à 16 ans, cela faisait partie de ton devoir parental. Comme si tu ne le savais pas...

Ce qu'ignorait le fonctionnaire qui avait pondu cette circulaire, c'est qu'Arthur vomissait à l'approche du portail du collège.

Découragée par la lettre, poussée par Pierre, ton compagnon, qui considérait qu'il fallait élever les enfants à la dure « Tu es trop laxiste, ne te laisse pas manipuler, son père ne fait rien » c'était une descente aux enfers. La prolifération des absences et le harcèlement administratif te faisaient perdre pied.

Tu étais devenue la « mauvaise mère ».

Un matin d'hiver, ce fut l'explosion. La veille au dîner, lors de l'une de vos nombreuses discussions, Arthur t'avait promis, enfin, tu l'avais supplié d'aller en cours, ne serait-ce qu'une heure.

Le réveil avait sonné et au moment de se préparer, Arthur s'était enfermé à double tour dans sa chambre. Impuissante derrière la porte, tu utilisas tous les moyens de persuasion possibles, de la menace à la prière, sur tous les tons. Rien à faire. Les retards étaient également sanctionnés. L'heure tournait, il allait finir par se faire exclure.

Cela faisait des semaines que ce bras de fer quotidien s'était engagé entre vous : « Tu dois aller à l'école. C'est ton avenir. Dans la famille, on s'en est sorti avec les études... » Colère, impuissance, désespoir. Ça se mit à cogner dans ta tête. Il fallait en finir. Telle une furie, tu descendis à la cave chercher un marteau, puis remontas l'escalier quatre à quatre, haletante. « Il faut aller à l'école !! » De gré ou de force. Tu te mis à défoncer cette p... de porte en aboyant. Énorme trou dans l'aggloméré. Plus rien ne t'arrêtait. Ton fils hurlait de terreur derrière la porte. « Arrête, maman, pitié ! » Il ne t'avait jamais vue comme ça. Sa mère en monstre. Quand il ouvrit la porte, tu reposas ton arme à côté de son lit. Des grosses larmes coulaient sur son visage. Tu le pris dans tes bras, il tenta de t'échapper en cognant sa tête contre le mur, puis enfin se laissa faire. « OK, reste à la maison. » Toi aussi tu pleurais.

Deux semaines plus tard, Arthur ne rentra pas. Bien sûr, il n'était pas allé au collège et restait injoignable. Ses affaires étaient parfaitement posées à côté de son lit, dont son téléphone portable et son sac à dos, anormalement rangés. S'égrenèrent de longues heures d'angoisse, l'attente insoutenable. C'est la première fois qu'il fuguait.

Il faisait trois degrés dehors, c'était l'hiver, début février 2015, il allait sur ses quinze ans. Commença la nuit la plus longue de ta vie. Des images terribles te traversaient. Terreur, boule au ventre. Et si… Contact des services d'urgence de tous les hôpitaux, les commissariats, et au milieu de la nuit, téléphone aux rares copains qui étaient restés proches de lui, car il était de plus en plus isolé. Tu fis le tour des commerçants encore ouverts. Le tour du quartier, à pied, en voiture. Personne. Rien. Jamais les rues ne parurent aussi désertes, désespérément sombres. Tremblante, de peur, de froid, tu implorais, priais.

Tandis qu'avec son père, appelé au secours, vous déposiez au commissariat un avis de recherche pour disparition inquiétante de mineur, le miracle eut lieu. Arthur réapparut au cœur de la nuit. Il était enfin rentré à la maison.

Suivirent de longues heures où, allongée, vidée et prostrée à ses côtés, dans son lit d'enfant, tu te serras contre lui, pour sentir son corps chaud, collée à lui, à le dévorer des yeux. Avec son acné, ses bagues, sa boule à zéro, tu avais cru le perdre, ton vilain petit canard. Ton amour. Marc, psychiatre, mari de ton amie d'enfance, te recommanda le lendemain d'emmener immédiatement Arthur aux urgences psychiatriques. Il devait être suivi, on ne pouvait banaliser l'évènement. Il devait voir que les adultes prenaient son problème en charge.

Au CHU, il finit par raconter : « Je suis monté en haut d'un immeuble de quatre étages, la veille j'avais fait un repérage, où on peut aller sur le toit. Finalement, une fois en haut, je n'ai pas sauté… » Il se justifia : « C'était mon plan, mais je n'ai pas eu le courage, j'ai eu peur de me rater. »

Tests

Très tôt, Olivier et toi aviez essayé de comprendre Arthur pour pouvoir l'aider à trouver sa place et la possibilité de le faire

« tester » s'était imposée. Un test de QI (Quotient Intellectuel) avait été proposé pour identifier une éventuelle « précocité », un profil de « haut potentiel » « HPI » « surdoué » ou « zèbre » qui expliquerait son décalage et ses difficultés.

La multiplicité des termes se référant à ces fameux tests de capacité intellectuelle est éclairante sur le malaise existant autour de ces notions (et l'énorme business).

« Mesurer l'intelligence », cette capacité protéiforme, pour classer les individus n'est pas aisé, ni toujours « politiquement correct » sauf s'il s'agit de comprendre une souffrance, comme c'était le cas d'Arthur. Intervient aussi l'orgueil de certains parents qui espèrent avoir engendré de « petits zèbres ». Les enfants jouant parfois le rôle de prolongements narcissiques des parents, selon les psys.

En ce qui concerne ta famille, la « surefficience intellectuelle » fait partie de l'héritage, ainsi que l'anxiété et la tendance à la dépression. Un « package » pourrait-on dire, pas forcément facile à porter. Ta mère, ton grand-père maternel ont souffert de troubles anxieux et dépressifs, comme d'ailleurs Arthur et toi-même. Concernant la surefficience intellectuelle, ton père t'a expliqué – il avait déjà 80 ans – que lorsqu'il avait intégré sa grande école d'ingénieur, directement sans même faire de classe préparatoire, il avait été qualifié à l'époque de « surdoué ». Il ne s'en était jamais vanté par ailleurs, ayant plutôt souffert dans son parcours professionnel d'inadaptation à certains jeux politiques et codes sociaux. Ceci n'empêchant pas cela, au contraire. Il a toujours poursuivi ses idéaux en phase avec ses valeurs humanistes, pourfendeur de l'injustice et de l'obscurantisme, écologiste avant l'heure.

Romain, ton second fils, avait également été diagnostiqué « précoce ». Le test avait été effectué à la suite de ses « troubles » de comportements en primaire. Il ignorait purement et simplement les consignes d'une maîtresse très tatillonne et *old school,* avec ses cols Claudine apprêtés et ses codes imposés. Il se levait en cours n'importe quand, ramenait à la maison les Lego de la classe (il n'était question que d'emprunts selon lui), agissait uniquement comme bon lui semblait. Le test avait révélé une forte « précocité » et la psychologue qui l'avait testé à l'époque avait expliqué que pour Romain, se retrouver dans ce contexte était complexe. C'était comme devoir conduire une deux-chevaux avec un moteur de Ferrari. Le test avait permis à Romain de comprendre le décalage qu'il vivait, et de cultiver une certaine patience et tolérance.

Le premier passage du WISC pour mesurer le QI (Quotient Intellectuel) d'Arthur, à sept ans, lui fut catastrophique, et les résultats peu interprétables : terrorisé face à une grande experte internationale en diagnostic de « Hauts potentiels » reconnue au pays des parents de zèbres, il était sorti en pleurant de la séance de tests. « Elle me hurlait dessus ! » La grande prêtresse n'avait pu interpréter les résultats incohérents d'Arthur, et conclut par défaut à un potentiel problème organique de vision (non avéré après la visite chez des ophtalmologues spécialisés).

Vers ses quinze ans, après la première hospitalisation d'Arthur à la suite de sa fugue suicidaire – il fut gardé une semaine en observation – on procéda à une batterie complète de tests. Le QI à nouveau avec le WISC puisque la première mouture était inexploitable, des tests psychoaffectifs – ou bilan de personnalité, ainsi qu'un bilan psychomoteur. Il s'agissait d'écarter tout trouble fonctionnel « dys- », trouble de l'attention ou de l'apprentissage. Cette fois-ci, les praticiens furent choisis tant pour leurs qualités humaines que techniques. Les tests, on le sait, mesurent d'abord la capacité à passer le test, et les conditions de passage de l'épreuve sont clés.

Les résultats furent pour le coup utilisables. Le bilan psychoaffectif mit en évidence le fait qu'Arthur devait impérativement se « détacher » du giron maternel pour se construire en autonomie. La fusion avec la mère entravait son développement. Le placement d'Arthur dans une institution spécialisée « Soins-études » fut recommandé. À cette période, il s'était déjà isolé de l'école, retranché à la maison depuis de longs mois.

Aucune déficience fonctionnelle ne fut décelée par le bilan psychomoteur (pas de trouble DYS). En revanche, Arthur échoua à UN exercice. Une épreuve qui cernait la CONFIANCE en ses propres compétences, condition sine qua non de réussite, au-delà de toute capacité et compétence techniques. Il ne croyait pas en lui, ou déjà plus, et avait commencé à s'enferrer dans une conduite d'échec.

Enfin, le second test de QI fut plus positif que le premier, pourtant anormalement contrasté. Arthur révéla des capacités très supérieures dans des domaines comme l'intelligence conceptuelle et verbale mais tout à fait dans la moyenne pour les autres formes d'intelligence (pratique, par exemple). Ses résultats étaient si disparates que la psychologue se refusa à donner un chiffre global de QI, comme il est d'usage. Une fois encore, ton fils avait du mal à rentrer dans les cases.

Les tests permirent d'exclure toute difficulté cognitive derrière les décrochages. Tu avais l'impression d'avoir engendré un zèbre à moitié rayé. Même au pays des zèbres, il dénotait.

Tes vingt ans à toi Dans les années 80

À la radio dans ta voiture ce matin, tu es tombée sur cette chanson d'Aznavour *Hier encore j'avais vingt ans*, elle te caresse l'échine dans le sens du poil. Les chansons de Radio Nostalgie te poursuivent. Toi aussi, tu as eu vingt ans, comme Arthur... C'est nostalgique, mais ça fait du bien. La musique t'accompagne souvent en ce moment.

Hier soir, longue discussion avec lui pendant le dîner. Une de plus. Tu lui as répété :

– À vingt ans, tout est possible.

– Ce n'est pas parce que tu as eu une phobie scolaire que ta vie est fichue.

C'est vrai, il en a vingt-deux et l'histoire de sa vie à écrire. Comme toi aujourd'hui, mais il te reste moins de chapitres. Tes vingt ans furent très différents. Quarante ans les séparent de ceux de ton fils. Beaucoup de choses ont changé. Et tu n'étais pas lui, et il n'est pas toi.

À vingt ans, au début des années 80, toi, tu étais sur-adaptée et socialisée :

Première fille à devenir présidente du Bureau des Élèves de ta « grande école », pour représenter tous les étudiants, poussée à te mettre tête de liste électorale de Bureau des Élèves, car ça faisait bien justement, c'était innovant. Un peu potiche sans doute, à l'époque, tes jambes étaient fines et décoratives. Une fois élue, certains de tes camarades te firent comprendre que ta bouche, il fallait la fermer, et passer aux choses sérieuses. Le pouvoir, c'était pour les bonshommes. Celui qui te dit cela a depuis fait fortune de façon peu orthodoxe. Il te permit de vite comprendre ce qu'est l'exercice du pouvoir. Quand il y eut un gros trou dans la caisse au Bureau des Élèves, tu te retrouvas aux commandes avec ton trésorier, la plupart des rats avaient quitté le navire. Très tôt, l'idée que les femmes sont de bons petits soldats qui vont au front s'imposa telle une évidence. Comme les Premières ministres chargées de mettre en œuvre les réformes pourries ou compliquées, les Theresa May pour le Brexit ou Élisabeth Borne pour les retraites…

Dans ton école de commerce, tu as pris du bon temps aussi. Après la pression, le travail intensif et la vie monacale de la classe préparatoire, ce fut la fête, l'alcool coulait à flots, les fauves étaient lâchés. Tu as peu fréquenté les cours, occupée à organiser galas et évènements pour faire rayonner l'image de l'école auprès des publics extérieurs, des ministres et autres sommités. Un cap dans l'ascension sociale de ta famille avait été franchi, ce fut ta petite heure de gloire. Ta mère originaire de la région de Corte, fille de gendarme et petite-fille de berger, était gonflée de fierté.

À vingt ans, tu inauguras les premiers TGV et te trouvais dans le Paris-Lyon quand on apprit en 1981, la victoire de Mitterrand.

Tout le train était en folie, les gens criaient de joie, les téléphones portables à l'époque n'existaient pas. C'est le conducteur de train qui fit l'annonce. On croyait alors dur comme fer à la politique et à la démocratie. Les jeunes votaient massivement.

Dans ce milieu que tu côtoyais, le monde semblait sans limites, on en serait les maîtres, on gagnerait beaucoup d'argent, en devenant des super marketeurs, des leaders, des traders. Rien ne résisterait. Le SIDA fut le premier rappel au règlement pour ta génération de baby-boomers. L'environnement n'était pas encore un sujet, même si on savait déjà.

Dans le monde des vingt ans d'Arthur, toutes les limites ont été dépassées. Quel avenir pour ces milléniums, ces jeunes nés après l'an 2000 comme lui ? Est-ce un hasard s'il y a de plus en plus de troubles mentaux et anxieux dans cette tranche de population ?

Le business et le *make money* ne furent pas tes drivers. Toi, c'était plutôt les poèmes – comme ton fils d'ailleurs – dans la feuille de chou de l'école, en plus de présider l'association des élèves. La filière audit ou finances ne t'a jamais tentée. En sortant de l'école, la pub t'attira car les films au cinéma te bouleversaient et le monde des idées t'intéressait. Ta sensibilité se portait davantage sur l'image et les mots que sur les chiffres... Déjà créative refoulée. Tes choix, tu les as affirmés, en ne devenant pas ingénieure comme papa. À l'époque, les filières scientifiques étaient plus valorisées, naturellement choisies par les meilleurs élèves. Il existait une grande industrie en France et tes parents – ta mère surtout – devaient rêver d'une belle école d'ingénieurs pour leur fille, et peut-être d'un mariage avec un polytechnicien à tricorne[2].

À vingt ans dans cette grande école, tu étais tombée très amoureuse et enceinte. Dans un hôpital de Lyon, une gynéco antipathique t'opéra, elle faisait des commentaires tout en effectuant une aspiration de ton utérus à vif, sans anesthésie : les quatre fers en l'air dans les étriers, tremblante, ton cœur se vrillait en torsades.

2. Chapeau de l'uniforme des polytechniciens.

Les affres d'un accouchement t'étaient alors inconnues, mais tu hurlais de douleur pendant la dilatation forcée de ton col de l'utérus. Elle délogea ainsi à froid la vie qui avait germé dans ton ventre à coup de canules de plus en plus grosses. Quand tout fut fini dans cette salle d'opération glauque, elle regarda le contenu du bocal rempli de « ce » qu'elle avait retiré, à la lumière d'une haute fenêtre vétuste et te lança : *je vais voir s'il y a tout.* Qu'a-t-elle fait ensuite du contenu du bocal posé sur de gros carrelages ? Cela te hanta longtemps. Les jours qui suivirent, ton corps continua à se vider. De ton sang, de tes larmes. De tout.

Tes parents t'emmenèrent en convalescence quelques jours dans le Vercors, après ta séparation avec le garçon qui t'avait mise enceinte, plantée et refilé une MST au passage.

Quarante ans plus tard, tu éprouves encore de la gratitude pour leur soutien lors de ton avortement et repenses à cette enfant qui n'est pas née, car tu en es sûre, c'était une fille.

C'était ta première expérience de la maternité. Heureusement, il y eut par la suite d'autres enfants à aimer et voir grandir. Trois fils précisément qui font de toi une « mamma » comblée, que tu as élevés en partie seule, entre tes histoires d'amour successives et ta carrière. Arthur est ton petit dernier.

En quelque sorte, cela t'a bien arrangée de n'avoir que des garçons.

À chacune de tes grossesses, on t'a demandé si tu n'étais pas déçue que ce ne soit pas une fille. Avoir une fille ? Bien sûr, tu aurais aimé...

Pourtant, à l'époque, quelque chose en toi ne s'en sentait pas capable.

Comme une peur tapie dans ton inconscient, une hantise de transmettre des fardeaux invisibles.

Pages de pub

À revisionner le film de ta jeunesse, on peut dire que tu es l'archétype de ces *Femmes des années 80*, titre d'une chanson de Michel Sardou sur laquelle de nombreux baby-boomers comme toi se sont largement trémoussés. Une chanson en tête du hit-parade qui reflète les nouvelles aspirations féminines : être tout, complexes et multiples, sans complexes. Les femmes d'alors le revendiquent avec une forte assertivité notamment vis-à-vis des hommes.

La publicité des années 80 constitue un miroir sociologique, plus qu'aujourd'hui où les réseaux sociaux et les influenceurs ont supplanté l'impact des grandes campagnes de communication. Dans ces médias traditionnels de l'époque, les courants de la société s'expriment à livre ouvert.

En 1986, à vingt-cinq ans, tu viens d'entrer justement dans « la pub ». Beaucoup de campagnes se font l'écho de ces revendications. La publicité fournit du carburant à la société de consommation et surfe sur les nouvelles tendances.

Assurément, la jeune fille que tu étais a été influencée par tous ces modèles qui ont construit cette femme multi-facettes, très différente de ta propre mère.

Tu en as fait des tonnes pour être tout, des contorsions pour tout conjuguer : mère de famille nombreuse, cadre dirigeante, chef de famille monoparentale... pour ne pas être cantonnée comme elle à un rôle domestique et à la dépendance financière. Sans doute trop.

Dans les années 90, dans ton job, tu es en charge de la communication d'une marque mondiale d'hygiène féminine. Là encore, pas question de se contenter de mettre en avant des qualités techniques des serviettes ou tampons, non... Mais une opportunité de parler sans tabou des « règles », vues encore comme sales et honteuses. Dans les campagnes que vous produirez avec votre agence, vous tentez une réhabilitation des « menstrues », montrez des femmes désirables, intelligentes et *glamour* qui ne se cachent pas, voire exhibent leurs paquets de serviettes hygiéniques comme des signes identitaires. *Tu vis avec ton temps*[3], et as même l'impression d'exercer un certain pouvoir sur ce temps.

Dans les années 2000, au moment de la naissance d'Arthur, tu remportes, dans le cadre de ton agence de pub, une compétition internationale pour un drôle de budget d'un géant pharmaceutique. Un « médicament » au potentiel énorme, puisqu'il s'agit d'une pilule qui agit contre la « dysfonction érectile ». Après avoir travaillé longuement sur le féminin, tu te concentres sur les hommes, observant – cachée derrière une vitre sans tain – la souffrance de malheureux patients concernés par les troubles d'érection. Tu tentes de comprendre, sur la base de ces interviews, la difficulté qu'il y a (aussi) à être un homme pour définir les bons axes de communication et déstigmatiser les troubles d'impuissance. La virilité – associée au fait de pouvoir bander au bon moment – constitue une terrible injonction à la performance. Pas le droit de faillir, pas le droit de ne pas être droit... alors qu'un pourcentage élevé d'hommes y compris jeunes souffre de pannes d'érection plus ou moins épisodiques mais le sujet reste tabou. Tu études le cercle vicieux de l'impuissance, « moins j'y arrive, moins j'ai confiance, moins j'y arrive »... Le manque de confiance crée une spirale d'échec. Être un homme sensible avec ses failles dans une société qui prône la performance semble très difficile. Pour les hommes comme pour les femmes, les normes sociales de réussite s'imbriquent durement aux histoires personnelles.

Ta mère (1930-2022)

Être mère, quelle aventure ! Difficile à imaginer. Pour cela, tu as eu sous les yeux l'expérience de ta propre mère, Marie.

3. « Moi, je vis avec mon temps » célèbre slogan d'une marque de L'Oréal dans les années 80.

Depuis sa mort, il y a moins d'un an – tu as posé sa photo en noir et blanc sur la table de nuit, et penses à elle tous les jours. Tu aimerais encore pouvoir lui parler. D'Arthur, de toi. Que ne donnerais-tu pour une seule de ces discussions, profondes et légères dont elle avait le secret, avant son Alzheimer. Ah bon, ce n'est pas possible ?

Ce matin, comme souvent, tu la regardes. C'est un joli cadre en bois, avec un chevalet. Était-elle déjà mère sur cette photo ? Elle doit avoir à peine trente ans, le cliché est pris sur le vif. Sa main posée sur le visage, l'index en l'air le long du nez, elle fixe l'objectif. Marie a cette beauté latine, aux cheveux noirs et drus, telle une couronne qui entoure son joli visage un peu rond. Son regard est espiègle et pourtant un peu triste, un empêchement s'y lit déjà. Un élan qui se contient.

Ta mère ne connut pas l'épanouissement social et professionnel que toi tu as vécu. Car elle n'a jamais pu « travailler » après son mariage. C'est à mettre entre guillemets car à cette époque encore, les tâches domestiques et l'éducation des enfants n'étaient pas considérées comme un travail (encore moins qu'aujourd'hui). C'est sûr, elle « ne ramenait pas d'argent ».

Au propre et au figuré, elle dut suivre la carrière de ton père, et ses nombreuses mutations. Tous les trois ans en moyenne, celui-ci prenait un nouveau poste d'ingénieur, il avait un caractère entier, des valeurs inoxydables et n'hésitait pas à coller sa démission à des patrons qu'il n'estimait pas. Toute la famille déménageait. Vous avez fait le tour de France. On imagine a posteriori combien il fut difficile pour ta mère de se tisser une vie à elle en dehors de sa famille et de sa maison, qu'elle tenait d'ailleurs du mieux possible. C'était une cuisinière hors pair, avec ses plats aux couleurs méridionales faits « de bons produits » achetés au marché. Le soleil qu'elle avait laissé en abandonnant Cannes et sa Méditerranée natale, elle le mettait dans vos assiettes.

Marie portait en elle de grands rêves, des aspirations féministes et un fort bagage intellectuel. C'est elle qui t'ouvrit au plaisir de la lecture et à son pouvoir d'évasion, aux idées de liberté multiples. Quand l'été vous partiez en famille faire du camping sauvage dans les pinèdes de Corse – ton père était tombé amoureux de l'île en même temps que de ta mère – tu dévorais, à ses côtés, sur la plage, tes premiers romans. Vous en parliez entre deux baignades, tandis que tu jouais avec le sable qui se coinçait souvent entre les pages.

Très tôt, elle te poussa à devenir libre de tes choix, notamment amoureux.

– Ne dépends jamais financièrement d'un homme.

Sa voix résonne encore comme si c'était hier ; elle te l'a répétée, cette phrase, comme un mantra.

– Réalise ce que je n'ai pu faire.

Ça, elle ne te l'a jamais dit explicitement, mais ton âme de petite fille puis de femme le comprit. Benoîte Groult, Françoise Giroud, Simone Weil, Gisèle Halimi étaient ses héroïnes. Mais c'est au travers de toi, son unique fille – tu as seulement un frère – qu'elle put projeter une vie de femme libre. Lorsqu'elle passa le permis de conduire, elle le rata et, par orgueil ou peur, ne voulut jamais le repasser. Autosabotage ? Elle vécut mal ses « assignations à domicile », d'autant qu'elle était un esprit rebelle.

Ces pensées t'oppressent et t'apaisent à la fois. Petite, tu portais son sacrifice de mère et épongeais ses moments de dépression. En faisant de ton mieux d'enfant pour la consoler.

Adulte, en divorçant d'« un bon mari » après avoir eu « deux beaux enfants », deux garçons merveilleux, tu as rompu le pacte et mis fin au film qu'elle avait rêvé pour toi. Vous êtes restées fâchées pendant de longues années. C'est à ce moment-là que tu as commencé à couper, non sans une certaine violence, le cordon qui t'attachait à elle. Sur le tard, heureusement, vous vous êtes rapprochées, de femme à femme. Juste avant la fin de la pièce.

Tu as pris le cadre entre tes mains, et ressens sa douceur désespérée, également ses rires, sa vivacité et capacité à se moquer, au travers de ses *punchlines*. Ses petits-enfants – dont Arthur – nommaient ainsi les répliques redoutables et drôles de leur mamie.

Fait étonnant, elle a longtemps continué à les balancer, ses *punchlines*, même lorsqu'elle était malade à l'Ehpad. Cela faisait partie de son disque dur.

Contrairement à ta mère, il te fut possible de jouer tous les rôles de ta partition personnelle et professionnelle, cumulant à outrance les expériences et responsabilités. Grâce à elle ou à cause d'elle. Cette chance, tu l'as tentée, et souvent t'es brulé les ailes, en faisant le choix de la liberté plutôt que celui de la sécurité auprès d'un homme rassurant qui t'accompagnerait toute ta vie. Tu as eu ce qu'on appelle une belle carrière, pu construire une certaine aisance matérielle et financière. Cette richesse identitaire, cette complexité, ce brouillage des frontières, tu les as vécus à fond. Tu as perdu parfois, et tu t'es souvent perdue. *Tu as le goût de la liberté,* t'a dit un jour ton fils aîné (également son coût, penses-tu).

Elle a fait de son mieux de mère : ce qu'elle a pu avec ce qu'elle était et avec son époque.

Il t'a fallu longtemps pour le comprendre. Maintenant c'est toi qui t'y colles avec Arthur.

Souvenir d'enfance

Tu n'as jamais consacré autant d'énergie aux tâches domestiques qu'avec le retour d'Arthur. Mettre de l'ordre à l'extérieur semble faire du bien à l'intérieur.[4]

Ce matin, en dépeçant le grand placard de ta chambre pour réorganiser le fouillis accumulé, tu es tombée sur la valise à souvenirs. À la mort de tes parents, cette malle aux trésors t'est revenue, pleine de photos plus ou moins écornées de ton enfance et de tes ascendants.

Dans ce fatras de portraits et ces clichés posés, dont une majorité sont en noir et blanc, la plupart des visages te sont inconnus,

4. Inspiré d'un vieux slogan publicitaire pour un yaourt dans les années 90.

et plus personne aujourd'hui n'est là pour jouer le décodeur. Ils regardent la caméra, ne savent pas à l'époque que c'est le temps qui les regarde.

Voilà une photo de toi, en couleur celle-ci, dans une déco très sixties, forcément. Du Ikea avant l'heure. Le cliché a dû être pris par ton père avec son réflex en argentique. On t'aperçoit dans le salon minimaliste, chez vous – une petite maison modeste en Ardèche à Annonay où vous avez vécu quelques années – après le déballage des cadeaux, le matin de Noël. Petite fille de cinq ou six ans, déguisée en cow-boy, pistolet à la main. Pas en princesse, non, mais en petit mec aux cheveux bouclés auburn qui dépassent de ton chapeau, imitation stetson garantie. Avais-tu commandé cette « panoplie » au père Noël ou était-ce une heureuse initiative de tes parents ?

Nul doute que ton rêve était de parcourir les grands espaces en chevauchant, serrant un cheval nerveux entre les cuisses. L'aventure, plutôt que l'attente de ce fameux prince charmant. Tu ne dénigrais pas les poupées pour autant et appréciais de coiffer les Barbie à gros seins et taille microscopique.

Masculine et féminine à la fois, on t'a parfois étiquetée « garçon manqué ». Quand ton père voulait te faire un compliment, il lançait avec fierté « tu es l'homme de la famille ». Les cartes ont été brouillées quant à cette féminité qu'il t'a fallu imaginer et composer parmi toutes ces injonctions paradoxales. Comme tu le comprendras plus tard, le féminin dans la culture latine dont est issue ta mère, est plus massacré que sacré. Il faut reconnaître qu'être une femme n'était pas le meilleur des plans : femmes adulées en tant que mère, mais au-delà des mamas… (le fameux « mère ou putain »). Pas facile de sortir de ce rôle sacrificiel, ce service aux enfants et aux maris.

Ce matin de Noël et ce déguisement s'étaient effacés de ta mémoire. En revanche, l'empreinte de cette nature ardéchoise, authentique et forte, t'a marquée durablement.

Tu te réfugiais dans les hautes herbes au son des moissonneuses-batteuses, qui couvraient le chant des oiseaux et des grillons, vivant à cent à l'heure, shootée aux parfums d'herbes coupées. Ton cœur battait la chamade dans cette solitude apaisée et libre.

Lorsque vous avez déménagé à Grenoble pour habiter en haut d'un immeuble de dix étages, une période de grande tristesse te terrassa, un de tes premiers trous noirs. Ta mère, inquiète, t'emmena chez un pédiatre. Après t'avoir auscultée et interrogée en te faisant dessiner, son diagnostic fut rapide, la nature te manquait. Tu lui avais déclaré : « Je veux une maison sur l'herbe ».

Tu refermes la malle aux trésors, jettes un œil par la fenêtre. Dans ton petit jardin, il y a ce marronnier qui t'a fait craquer pour cet endroit. Le complice de toutes les saisons et des évènements qui se sont déroulés dans ta maison, heureux et moins heureux. Sa solidité te rassure, tout comme ses longues racines que tu devines profondes. Les arbres ont toujours été une ressource. Même si là, tu ne peux t'accrocher qu'à un petit coin de verdure, dans ta banlieue parisienne. C'est un luxe.

Une fois, un passant t'a complimentée : « Vous avez le plus bel arbre de la rue ». Tu étais fière comme si l'on avait félicité l'un de tes enfants. Décidément, on n'en sort pas.

Avant Noël
19 décembre 2022

Bientôt Noël. Arthur est revenu depuis un mois. En route vers ta « réunion du lundi », tu t'apprêtes à remonter la rue de Rome. Les décorations et un gigantesque sapin à boules rouges devant la Gare Saint-Lazare rappellent que c'est le moment d'être joyeux. Et hop ! De la joie il en faut, il y en a à revendre, à acheter partout dans les magasins. Quels cadeaux souhaiter ? À commander au père Noël ou à ta « Puissance Supérieure » ? Auprès de qui a-t-on le plus de chance d'être exaucée ? Bien sûr, ta liste de souhaits est dressée. Elle comprend l'amoureux que tu voudrais rencontrer. C'est toujours d'actualité, mais en bas de la liste. Tu as surtout demandé à toutes tes instances supérieures, à ton ange gardien, à la Vierge Marie, elle qui a été mère et a vu souffrir son fils, qu'Arthur tienne dans son sevrage et retrouve la paix. Qu'il puisse se remettre en marche (cette expression est plus délicate à employer depuis que la politique s'en est emparée). C'est bien connu, il faut alterner prières pour « demander » et méditation pour « entendre » les réponses et messages qui sauront te guider pour l'accompagner du mieux possible. Dans tes moments sombres surgit cette pensée : « Si je meurs sans que mon fils s'en soit sorti, j'aurai foiré ma vie ». Tu la chasses. Il faut combattre ta négativité, cultiver la confiance.

Dans la rue, de plus en plus de monde fait la manche. La tristesse et la misère éclatent au milieu des guirlandes. On ne les calcule plus, ces errances invisibles. Tu donnes aux premiers mendiants croisés, puis passes ton chemin. La vie est injuste. Et tu es loin d'être mal lotie. *Arrête de t'apitoyer sur ton sort. Même sans amoureux, il y a de l'amour autour de toi, tu as tes fils, ta famille, tes amis, n'as plus à te soucier de ta survie.* C'est un privilège. Et surtout, Arthur est toujours là, malgré ses nombreuses mises en danger des dernières années.

Cette fois-ci, il ira passer Noël avec son père chez ses grands-parents en Bretagne et y restera quelques jours. C'est un soulagement, malgré la tristesse de ne pas l'avoir avec toi. L'an dernier, le soir de Noël chez ton frère Tristan, qui vous accueillait avec toute sa bienveillance, a été terrible. Se retrouver dans ce cocon familial, censé être joyeux, avec ses cousins et frères, fut une épreuve pour Arthur. Débordements en tous genres. Bouteilles de vodka cachées dans son sac, pour s'anesthésier dans ces réunions familiales déjà plus que bien arrosées. En a découlé, la nuit du réveillon, une scène nocturne de désespoir et de règlements de comptes avec ses demi-frères dans le Airbnb que tu avais loué à proximité, dans cette banlieue lyonnaise. Toi et tes trois fils : Raphaël, Romain, Arthur. Un déballage à la *Festen*[5].

Arthur s'est enfui – ivre et désespéré – à quatre heures du matin, après avoir balancé à la figure de tes deux ainés son statut de « moitié de frère ». Amputé, rejeté, non reconnu par eux, selon lui. Raphaël et Romain ont encaissé ces accusations, dignes et compréhensifs, mais la souffrance de leur petit frère les meurtrit. Idéalisés à leur insu, ils épongent. Tu as mal pour eux, tu sais la culpabilité qu'ils nourrissent. Ils construisent leur vie, Arthur leur reproche leur manque de présence, lui qui ne répond même pas à leurs messages. Dialogue de sourds. Il les admire et les jalouse, ces frères devenus des hommes « des modèles inaccessibles ». « Ils sont parfaits ». Toujours cette fichue perfection.

Tes pas t'ont rapprochée du lieu de réunion, après la rue de Rome. Elles sont ouvertes toute l'année, notamment au moment des fêtes qui sont des épreuves exacerbant les fractures et les douleurs familiales. Les seuls sont encore plus délaissés, les fâchés encore plus en colère, les mal-aimés encore plus exclus. L'alcool ouvre la boite de Pandore des problèmes irrésolus, des secrets inavouables et ataviques, des meurtrissures de l'âme. Tandis que Petit Papa Noël remplit de joie et de cadeaux les enfants, certains en tout cas.

Tu arrives à la réunion des parents et des proches de malades alcooliques. Vous êtes nombreux aujourd'hui, alertés par l'approche de ces fêtes paillardes où l'alcool va couler à flots et où vos malades vont se débrider. Nombreux à vous serrer les coudes avant l'épreuve fatidique. C'est le moment de te présenter. Toujours le même rituel :

– Je suis mère d'un fils malade alcoolique. Il s'est séparé de sa copine et commence à aller mieux, après plusieurs semaines. J'ai de la gratitude. Cette période me fait peur. J'aimerais qu'il aille à

5. *Festen* est un film danois des années 90 de grand déballage familial lors d'une fête.

une réunion AA, ça l'aiderait à se maintenir et à resocialiser car il passe toutes ses journées seul. Mais j'essaie d'être patiente, de voir les progrès un jour à la fois. De faire confiance à ma PS. Merci, les amis.

Suivent les témoignages et le partage sur le thème du jour qui est « se hâter lentement », justement. Tu l'apprécies aussi énormément ce slogan, toi qui as toujours veillé à cocher tes *to do list* à la vitesse de l'éclair. C'est fini ce temps-là. Il a fallu changer de rythme, ne plus être ce bon petit soldat de la performance.

À la fin de la réunion, une femme, Madeleine, te prend à part. Elle a de magnifiques yeux bleus pleins de pétillance, et porte une casquette de gavroche sur la tête. C'est une alcoolique abstinente, une AA – parfois ils se joignent aux réunions Al-Anon. Elle te donne la carte d'une réunion AA à laquelle elle assiste régulièrement. « Il y a plein de jeunes, le groupe est super. Dis à ton fils de venir ».

Tu prends la carte et la ranges précautionneusement dans ton portefeuille.

Tes affaires reprennent 22 décembre 2022

Tu as décidé de reprendre tes recherches et *datings* il y a quelques jours, après ce *stand-by* et ce retour en mode 100 % commando maman. Premier rendez-vous depuis plusieurs semaines. « J'ai mis de l'ordre à mes cheveux, un peu de noir sur mes yeux ». (Une chanson de Dalida bien sûr). En tant que femme sexagénaire, la maintenance est devenue cruciale. Pour être une sexa sexy, que d'efforts !... Quand on se remet sur le grand marché de l'amour, on n'a pas trop le choix. L'apparence compte, pour ne pas faire fuir le chaland. Même si la beauté intérieure est censée être un atout, on ne peut pas miser son va-tout là-dessus.

Il est nécessaire de travailler avec ardeur sur tous les fronts, *inside, outside.* Sans relâche, en essayant de te motiver pour que, malgré l'avachissement des chairs, le flouté des contours et l'empâtement du corps, tu restes un être potentiellement aimable. S'en convaincre chaque jour. Puisque si l'on ne s'aime pas soi-même, difficile de l'exiger d'un autre. Il t'a fallu longtemps pour le comprendre, c'est pourtant logique et ton esprit l'est aussi. Tu t'adresses à Arthur, en te checkant une dernière fois dans le miroir de l'entrée.

– Bon, je vais à mon *date*.

– Parle pas comme ça !

Il y a une pointe d'agacement dans sa voix, Arthur n'aime pas trop que sa mère emploie ce mot, ça sonne faux dans une bouche de soixante-deux ans.

Il est bien compréhensible qu'il n'ait pas envie que sa daronne – toi – s'étale sur ses déboires ou avancées amoureuses. En même temps, il a l'air rassuré de constater que l'univers de sa maman n'est plus centré sur sa seule petite personne. Cela lui enlève un peu de pression.

« Ça commence par moi ». Tu as bien retenu ce principe du programme Al-Anon et t'efforces de « vivre et laisser vivre », autre slogan fort utile. Et tu lui en fais la démonstration.

Cela fait bientôt dix ans que les psychologues, psychiatres et autres soignants de l'âme vous rabâchent qu'il est nécessaire, pour l'un comme pour l'autre, de « dé-fusionner ». Couper le cordon est un long processus.

Chaque matin, tu admires le courage d'Arthur qui se bat sur tous les fronts, mais redoutes sa fragilité. Il cherche la trajectoire qui le mènera vers la plus belle destination qui soit : lui-même. Trouver sa place dans une société féroce pour qui ne coche pas toutes les cases n'est pas simple.

Ton statut de femme adulte, divorcée, séparée, célibataire, senior, n'est pas facile non plus. Lorsque ton petit dernier volera enfin de ses propres ailes – ton désir par-dessus tout – il s'agirait de ne pas finir comme une chaussette seule, les dépareillées dont on se demande si l'on ne devrait pas purement et simplement les mettre à la poubelle.

Tu prends les clés de ta voiture. Surtout ne pas être en retard à un premier rendez-vous. Un verre qui se transformera en dîner si les planètes s'alignent.

– Bon, je dois filer.

En bonne mère, tu lances à ton fils :

– J'ai acheté du chinois, des raviolis et des vermicelles à réchauffer. Il y a même des desserts.

Tu as pensé à lui lors du déjeuner – comment faire autrement – et as ramené un « *Arthur's bag* ». Pour te faire pardonner de le laisser seul. Tes états d'âme, ta culpabilité larvée, même en essayant de t'en détacher, ne te dupent plus.

Arthur t'interpelle sur le perron au moment de ton départ :

– Si jamais tu rentres tard, préviens-moi, d'accord ?

C'est le monde à l'envers. L'attente anxieuse de l'autre dans le creux silencieux de la nuit… Combien d'heures, combien de nuits sans sommeil passées toi-même à l'attendre, la peur au ventre ?

– Bien sûr, je t'envoie un texto.

Il y a un léger sourire dans ta voix. Tu refermes le portail à clé, le laissant avec sa bière sans alcool, ses jeux vidéo, ses parties d'échecs en ligne, et ses raviolis chinois. Il t'a lancé, lors d'un de vos récents déjeuners : « Maman, toi aussi il faut que tu fasses ta vie ».

Faire ou refaire sa vie ?
22 décembre 2022

Sur le trajet jusqu'au lieu de rendez-vous, tout en conduisant, tu repenses à cette conversation récente avec Claire, amie devenue célibataire aussi après de longues années en couple.

Un célibat choisi et dont elle ne veut pas sortir, d'ailleurs.

Ancienne cadre dirigeante comme toi, après des décennies de pression, de nombreuses responsabilités tant professionnelles que familiales et une carrière accomplie, elle s'est réorganisé une vie *aux petits oignons.* Une vie faite de choix qualitatifs et éclairés, de lectures, de voyages, d'expositions. Sa créativité excelle et s'exerce dorénavant dans les travaux manuels, entre autres. Claire chine des vieux tissus, fait de la confection sur mesure sur une vieille machine Singer, s'est mise au point de croix, ainsi qu'à de la cuisine exotique, reflet de ses goûts éclectiques. Tant pis si pour certains ça fait *old school.* Toujours au courant des meilleurs livres à dévorer et des bonnes adresses, elle rejette le prêt-à-penser et sa vulgarité. Son sens de l'humour est parfois corrosif, certaines choses la font beaucoup rire, d'autres beaucoup moins. Il y a quelques jours au téléphone, elle t'a raconté qu'elle avait été choquée lorsque sa nouvelle belle-sœur lui avait lancé, droit dans les yeux :

– « Et toi, Claire, tu comptes la refaire, ta vie ? »

Comme si l'existence ne pouvait être parfaite qu'en couple.

Cette question en disait plus long sur l'état d'esprit de celle qui l'avait posée que sur la situation de Claire. Pourquoi faudrait-il toujours aspirer à reconstruire quelque chose qui fonctionne ou à se conformer à des modèles dominants ? Claire n'a pas répondu. Bien sûr, elle aurait pu, avec ce sourire au coin des yeux qui lui va bien, souligner que sa vie actuelle était justement le fruit de ses choix réfléchis et qu'elle n'avait nullement besoin de la « refaire ».

La manière dont elle a su transformer sa vie en une œuvre d'art personnelle, riche en expériences et en moments précieux, t'inspire. Mais tu en es loin… Pour l'instant, tu files bon gré mal gré à ton rendez-vous.

Humoureux
22 décembre 2022

Il vaut mieux arriver tôt pour repérer les lieux, observer à ta guise et te préparer psychologiquement à l'apparition de l'autre, l'inconnu, qui, bientôt, le sera moins. Se remettre sur les sites de *dating* à plus de soixante ans reste difficile. S'exposer au regard, se livrer sur des pans de son histoire demande de l'énergie, voire une forme de courage.

Tu te gares en sous-sol au parking de Saint-Germain-des-Prés. La nuit est déjà tombée, à l'approche de Noël, les jours sont courts. Vous devez vous rejoindre au café de Flore. Il sait que tu écris et a voulu que cette première rencontre se fasse dans ce lieu emblématique du monde littéraire. D'ailleurs, lorsqu'il t'a téléphoné – vous vous êtes appelés plusieurs fois avant de décider de cette rencontre physique – il t'a d'emblée mise au défi d'écrire sa vie, ses mille vies. Tu as répondu par un rire gêné. Il a beaucoup parlé de lui, tu lui as glissé que toi aussi avais eu plusieurs vies – peut-être pas mille – et que ce n'était pas ton truc d'écrire sur les autres ou à leur place. Ça ne l'intéressait pas trop, tes vies à toi. Comme il insistait malgré tout et que l'hiver est long et froid, il a fini par te convaincre de le rencontrer. Et puis son pseudo n'était pas trop mal : Humoureux. En même temps, il te semble que cette auto-attribution du sens de l'humour manque un peu d'humilité. Mais tu restes « open », et essaies de ne pas avoir de préjugés, juste quelques critères de sélection : tranche d'âge notamment. Humoureux reste un candidat potentiel. Avec un peu de chance, il sera transformé en amoureux par une fée compatissante.

Te voilà installée sur la banquette moelleuse à l'intérieur du Flore, en position stratégique avec vue à 180°, double exposition, à guetter la place de l'Église Saint Germain et le Boulevard. Pas de neige, comme les dernières années d'ailleurs. Les Parisiens font leurs achats de cadeaux. Tes premiers *dates* te foutaient la trouille. Peur d'être déçue, peur de décevoir. Depuis le début de tes excursions sur le site, la magie n'a pas opéré. Cependant, tu ne perds pas totalement espoir. En tout cas, la peur a disparu, et ce soir, tu ressens plutôt de la curiosité.

Au loin, soudain, une silhouette se dessine sur le trottoir du boulevard, et se rapproche. Cela te sort de ta rêverie, ce ne peut pas être lui, il est censé avoir ton âge. Pourtant, lorsqu'un vieillard apparaît dans l'encadrement de la porte du Flore, il faut se rendre à l'évidence. Tu le reconnais à la vague ressemblance avec la photo de l'annonce... avec vingt ans de plus au bas mot. L'homme courbé, une canne à la main, les cheveux mal teints en noir, se dirige bien vers toi. Hélas.

– Bonjour, vous êtes Lucie ? Il arbore un large sourire, il essaie de composer, de faire le beau, le vieux beau.

– Tu réponds, mal à l'aise, partagée entre plusieurs émotions. Une forme de compassion pour ce vieux tricheur pathétique, mais aussi de colère.

– Oui, je suis Lucie. Enchantée... Humoureux ?

– Oui. Enfin Alex, en vérité...

Tu te lèves pour le saluer, il est à peine aussi grand que toi, qui es petite. Sur sa taille aussi, il a bien menti. Tu masques ta gêne et ne peux t'empêcher de regarder le haut de sa tête, la racine des cheveux où la démarcation trop nette de la teinture noire fait un casque autour du visage, ridé comme une vieille pomme. Vous vous rasseyez et commandez un chocolat chaud.

La conversation s'engage sur des banalités, tu te colles à la banquette, désemparée face à un tel décalage avec ce que tu avais imaginé et soulagée qu'il prenne l'initiative des sujets de conversation. On sent qu'il a l'habitude d'embobiner et son bagout te rend service. Il débite des phrases sur sa vie rocambolesque, sa naissance à Beyrouth, son arrivée à trois ans à Paris, les quinze entreprises qu'il a montées dans la vente d'art et divers commerces qui l'ont mené à la fortune puis à la faillite, malgré son sens des affaires. Il est tombé sur des escrocs, mais s'est toujours redressé. Et il en est sûr, cette fois-ci il va se refaire, il est sur un gros coup, il vient de racheter un vieux stock d'estampes à l'encre de Chine, d'une valeur inestimable. Il a toujours rêvé d'être un artiste, comme dans la chanson. D'ailleurs c'est sa chanson préférée. Pour l'instant, son discours n'est pas vraiment poilant. Il ne t'interroge quasiment pas, ça tombe bien, et poursuit son monologue sur son CV de Don Juan.

– J'ai aussi eu une vie amoureuse très riche. J'ai été marié deux fois avec des femmes de l'Est beaucoup plus jeunes que moi. Je fréquentais souvent la communauté russe à l'époque. De trente ans de moins que moi. Je ne sais pas pourquoi ça n'a pas marché.

Tu avances timidement :

– C'est risqué un tel écart d'âge dans un couple sur le long terme, non ?

Il ignore la remarque et poursuit :

– La première était très méchante, et la deuxième ne s'intéressait qu'à l'ayurvéda. On n'avait pas beaucoup de sujets de discussion en commun.

Tu fais mine de compatir. Il continue :

– D'ailleurs, j'ai deux sapins de Noël, car j'ai eu un enfant avec chacune d'elles : une fille de 10 ans et un garçon de 5 ans. Des enfants magnifiques.

Il s'est manifestement bien fait ferrer et plumer à deux reprises. Sur son téléphone, il te montre les photos de sa belle progéniture.

– Bravo, quels beaux enfants !

Les mamans doivent être jolies, même si elles ont mauvais caractère ou peu de conversation. Rapide calcul dans ta tête. Humoureux a eu ses enfants sur le tard, le très tard. Les pensions alimentaires qui pèsent sur cet homme aux abois doivent être conséquentes. Si finalement, tu devais raconter sa vie, sa résilience serait mise à l'honneur. Mais comment t'extraire de cette situation ? Il poursuit avec un air de vieux clown déchu :

– Aujourd'hui, je ne veux pas vieillir tout seul. J'aimerais trouver quelqu'un qui m'aime.

Tu ne seras pas son troisième sapin de Noël. Tu t'en veux de ta froideur mais ne peux faire bonne figure plus longtemps :

– J'ai encore à finir mes cadeaux, enchantée de vous avoir rencontré.

Il propose, grand seigneur, de payer ton chocolat. Avec hypocrisie ou lâcheté, tu le salues : « à bientôt peut-être » et lui souhaites d'avance une belle tournée de sapins de Noël. Avec plus de courage, tu lui expliquerais que cela ne sert à rien de tricher comme ça sur son annonce. C'est comme la pub mensongère, ça ne fait qu'accélérer le déclin d'un mauvais produit. Serait-il capable d'aimer une femme de son âge ? Vous auriez pu avoir une discussion intéressante.

Sur ta liste, dans ta note de téléphone, « Vieux beau menteur » s'inscrit en face d'Humoureux. (Tu as hésité avec « bonimenteur »).

Dialogue intergénérationnel
22 décembre 2022

Quand tu ouvres la porte d'entrée, Arthur dresse à peine une oreille, captivé par son jeu. Il tient la manette de sa console, sa canette vide de bière sans alcool posée devant lui, dans le petit salon qui est devenu son refuge depuis quelques semaines. C'est toujours un réflexe chez toi, checker ses consommations, avec cette sale peur chevillée au ventre qu'il replonge. Te quittera-t-elle un jour ?

– Ah, t'es déjà rentrée ?

Il a l'air surpris, peut-être soulagé.

– Ben oui. Mais au moins c'était drôle.

C'est bon de le retrouver. Humoureux, à l'heure qu'il est, a dû reprendre sa préparation de tournée des sapins de ses ex. Sur la table de la cuisine, le sac du traiteur chinois est intact. Arthur n'a pas encore dîné. Tu piqueras peut-être quelques raviolis aux crevettes.

Il te relance :

– Pas sûr de vouloir des détails. Enfin si c'est marrant… Pourquoi c'était drôle ?

Il a enfin lâché son jeu vidéo. Sur l'écran de la télévision s'est figée une image gore de zombies. Sans te laisser lui répondre, il lâche :

– Tu sais ce que je pense de ces rencontres en ligne. Moi, je ne pourrais pas. Pourtant, c'est de ma génération…

Arthur fuit les réseaux sociaux. Un réflexe de protection pour que son image n'y soit pas jetée en pâture. Une habitude ancrée depuis qu'il a été éjecté du système scolaire – ou s'en est expulsé. Depuis le harcèlement à l'école qui s'ensuivit.

Aujourd'hui, Arthur est avide de liens, de rencontres qu'il n'a pu faire, pour remplir sa vie de jeune adulte autrement que par des consommations. Pour ne pas te blesser, il tempère :

– Mais tu as raison dans ton cas de te donner les moyens de faire des rencontres.

C'est sûr. Si à ton âge on reste dans son coin à attendre un vieux prince charmant... Pour toi, tu lui répètes, ce site est juste un outil. Il revient à la charge.

– Et au fait... Pourquoi c'était drôle ?

Tu lui racontes l'épisode du Flore tout en réchauffant le dîner. À ta description du vieillard que tu as vu arriver de loin, il réprime un éclat de rire :

– Tu n'as aucune empathie !

Tu te justifies en expliquant que le mensonge et la tricherie sur la marchandise sont rédhibitoires. Arthur ne semble pas convaincu par tes explications. Il a raison... En fait, force est de reconnaître que la perspective de mettre dans ton lit cette vieille pomme ridée te refroidit. Il assène :

– Beaucoup de femmes recherchent des mâles alpha, masculins et vigoureux, grands de préférence. C'est statistique.

Certes, ton vieux beau menteur ne correspond pas à ces critères... Arthur poursuit, il a du mal à s'arrêter quand il se lance dans une argumentation. Les mauvais jours, ses envolées intellectuelles confinent à la rumination.

– Les chiffres le prouvent, les grands ont plus de chance de trouver une femme, un emploi, sont mieux payés..., etc. Les beaux sont d'emblée crédités de qualités d'intelligence et autres. Même de qualités humaines !

Et il te cite Amaldieu, dont les écrits le passionnent et au sujet duquel il débattait souvent avec Manon. Le sociologue dissèque la « société du paraître ». Tu acquiesces : en effet, le monde est assez injuste, axé sur les apparences et autres signes extérieurs et matériels. Et tu ajoutes que lui a la chance d'ailleurs d'être du bon côté. Il est jeune et beau. Non, ce n'est pas seulement ton point de vue de mère – à moitié corse de surcroît. La preuve, toutes tes copines l'affirment. Il hausse les épaules, sensible au compliment sur son physique. Son estime de lui reste fragile. En un mois, il a déjà perdu huit kilos. Les contours de son visage se sont affinés, sa silhouette amincie, ses muscles resculptés, il a retrouvé un teint frais. Sa nouvelle hygiène de vie est efficace, *Bravo, Arthur !* Tu provoques :

– D'ailleurs, tu aurais du succès sur une appli de rencontres !

Il proteste, se sentant inadapté pour des relations superficielles et l'instantanéité du *dating*. Lui sait qu'il a besoin de connaître, s'habituer à l'autre. Avec Manon, ils ont mis du temps à se rapprocher, refaire le monde avant que leur lien ne se transforme.

Quelle fille aujourd'hui serait prête à ça ? Toutes semblent branchées tutos maquillage, faux cul et tutti quanti... La faune d'Instagram l'effraie, autant qu'elle l'attire.

« Ne généralise pas, mon chéri... » Il existe bien sûr des filles de son âge avec des centres d'intérêt autres que leur look, leur *glow*, elles aussi sont piégées dans le jeu de l'apparence et rêvent d'y échapper. Être belles et stylées mais ne pas être aimées (que) pour ça. Un des nombreux paradoxes de la complexité. Tu lui reparles du temps nécessaire pour pouvoir s'ouvrir à nouveau. *Se hâter lentement...* Comme on dit chez Al-Anon. Rien ne presse. Qu'il ne se fiche pas la pression, qu'il ne mette pas en route la machine à se faire de mauvais films, il excelle dans cet art. Il lâche :

– J'ai peur de ne plus jamais rencontrer quelqu'un.

Tu ne la connais que trop bien cette peur... Pourtant lui expliques-tu, tu es la preuve vivante – même si pas toujours glorieuse – que l'on peut vivre plusieurs belles histoires d'amour. *En réalité, cela s'adresse autant à toi-même qu'à lui.* Ou encore : Il faut « faire confiance à la vie ». Le monde réel reste pourvoyeur d'opportunités, ce monde s'ouvre à lui et lui doit s'y ouvrir. Les rencontres se font partout, même dans la vie réelle, le moment venu.

– N'empêche que Pierre, lui, tu l'as rencontré sur Meetic.

C'est vrai. Pierre, ton dernier compagnon, celui avec qui tu – vous – avez vécu Arthur et toi. Oui, avec Pierre vous vous êtes rencontrés sur Meetic, et tu l'as quitté – en partie – à cause de Meetic. Il s'y était réinscrit en douce. Pas trop envie de réouvrir le dossier... Tu ajoutes :

– Ton père, lui, je l'ai rencontré au travail, je te l'ai raconté.

Il l'a déjà entendue l'histoire qui a abouti à sa naissance. Au moment de ton divorce, lorsque, meurtrie, tu avais déjà deux fils et l'impression que ta vie était finie. La rencontre avec Olivier, un jeune créatif, eut lieu dans l'agence de communication où tu travaillais, à la photocopieuse. La grande différence d'âge ne t'a pas fait peur au début, tu ne te sentais pas non plus une « cougar ». La certitude de ne prendre aucun risque avec cette relation particulière qui ne pouvait prêter à conséquence t'a fait baisser la garde...

Ainsi à l'abri – le croyais-tu – avec ce jeune homme charmant de vingt-sept ans qui avait l'air d'un stagiaire, tu es tombée amoureuse et enceinte plus vite que souhaité. Tu avais trente-neuf ans. Tu as souvent répété à Arthur qu'il a été un enfant de l'espoir, même si cet amour n'a duré que huit ans ;

Il réattaque :

– Et tu vois, toi aussi, tu as été attirée par un jeune, comme Humoureux.

Pas faux. Vous éclatez de rire...

– Olivier n'a que douze ans de moins que moi. Dans le fond ce n'est pas le plus important... Il y avait d'autres décalages. Bon, on dine dans la cuisine ?

L'amour rend aveugle, tu as été aveugle plusieurs fois, et ne le regrettes pas.

Ce soir, dans ta famille monoparentale, loin des affres, des disputes de couple, des tensions de la passion, des attentes déçues, des trahisons, tu profites de ce tête-à-tête avec Arthur. En quelques semaines, il a déjà parcouru un beau bout de chemin, quel courage !... Mais l'hiver commence à peine.

Sociologie
23 décembre 2022

Arthur dort encore. Tu as déjeuné seule et, en buvant ton café, repenses à la bonne soirée que vous avez passée. Lorsqu'il ne boit pas, vous pouvez aborder mille sujets, dans la complicité. Tu apprécies sa vision « hélicoptère » des choses... Il est resté si longtemps en dehors de la société à l'observer sans oser se jeter à l'eau, du fait de sa phobie sociale et scolaire... Vos échanges sont précieux. Très différents de ceux avec tes parents, autrefois. Autre temps. Tous les repères ont bougé.

Tu as cassé le modèle, question d'époque. Pur produit de ta génération. Une femme baby-boomer qui a voulu tout et tenté le grand chelem. À « l'heure des mamans », tes enfants ne t'ont quasiment jamais vue à la sortie de l'école. À l'époque, pas question que ce soit aussi l'heure des papas. Tes enfants avaient des nounous hors pair à plein temps, des « deuxièmes mamans » que ton poste et tes promotions te permettaient de financer. Même sans mari ou compagnon à tes côtés, tu as toujours eu la garde de tes enfants. Pas de garde alternée. Tout faire à la fois et du mieux possible avec un maximum d'organisation et des pères absents. Tu as pris toutes les libertés, les audaces. Avec quelques « pètes au casque ». Et beaucoup de plumes laissées sur le bord du chemin.

Quand vous dialoguez ensemble, Arthur t'apporte sa vision fraîche, en dehors des clous, et toi ton expérience. Il t'a fait découvrir des podcasts d'Eva Illouz, sociologue franco-israélienne, et commander ses livres dont *La fin de l'amour* qui pointe le prix à payer du désengagement et de la (trop) grande liberté de choix.

Elle dénonce aussi, dans *Happycratie,* comment l'industrie du bonheur prend le contrôle de nos vies. Sont pointées les contradictions de l'idéal romantique dans une société capitaliste néolibérale où l'on consomme l'amour comme toute autre marchandise. Les sites de rencontres apparaissent tels de grands supermarchés où l'on fait ses emplettes, choisit son partenaire dans une offre pléthorique. Prêt à consommer, comparer, essayer, jeter. Tu n'es pas loin d'être d'accord, même si l'outil peut être utile.

Depuis ces dernières années, Arthur essaie de comprendre son mal-être en abordant son histoire sous l'angle sociologique pour « objectiver » sa situation. Observer ce que la société produit, en comportements, inégalités et souffrance humaine, l'a davantage fait progresser que la seule psychanalyse, selon lui. Aujourd'hui, ça l'aide aussi pour aborder sa rupture. Comprendre ces facteurs extérieurs a fait partie de sa thérapie. Déconstruire les normes dominantes pour se chercher une place à lui. C'est aussi ce qui lui a donné un projet, une envie d'avenir. Enfin. *Je voudrais devenir sociologue.*

Son appétit de connaissances a paru démesuré dès son plus jeune âge. Sa pédopsychiatre avait noté dans son dossier « forte appétence au savoir ».

Il fera un bon sociologue si les petits cochons ne le mangent pas. Petits cochons, ou plutôt démons qu'il lui faudra juguler mais y parviendra-t-il ? *Surtout ne pas penser à ça...*

Entre l'arrêt récent de l'alcool et sa rupture amoureuse, Arthur a beaucoup de mal à se concentrer. En réalité, il n'a jamais eu l'habitude de fournir des efforts. Dans les petites classes, il apprenait sans avoir besoin de travailler. Là, face à une échéance, il doute de ses capacités. Les années de consommation intensive ont-elles altéré ses capacités cognitives ? Il s'inquiète, se documente, passe des heures sur son téléphone à consulter les études en la matière, dans sa logique obsessionnelle de tout comprendre et analyser : « Tu crois que c'est fichu ? » t'a-t-il lancé il y a quelques jours. « Je me suis cramé le cerveau. »

Tu as essayé de le rassurer, il est jeune, le corps humain est une machine fantastique, le cerveau a une plasticité prodigieuse. Des neurones, il lui en reste plus que nécessaire. La preuve, il surperforme aux échecs, il joue en ligne et est devenu un amateur quasi imbattable aux parties express. Et puis, il doit s'habituer peu à peu à revivre normalement. Apprendre la régularité, comme au sport. Pourtant, au fond de toi, tu ne peux t'empêcher d'imaginer par moments les dégâts causés par des années de consommation intensive sur un corps en formation.

– Salut, mam.

Arthur s'est enfin levé, et te rejoint dans le salon. Il fonctionne encore au ralenti mais s'apprête manifestement à se mettre en route. Tu fermes ton ordinateur sur lequel tu t'apprêtais à musarder sur le site.

– Tu vois Antoine aujourd'hui ?

– Oui, j'ai rendez-vous à la bibliothèque.

Tu te retiens *(Alléluia...)*.

Antoine est le professeur qui lui donne des leçons particulières de SES (Sciences économiques et sociales). Mieux vaut ne pas le questionner sur son emploi du temps de manière trop directe pour éviter de le braquer, plutôt le pousser à gérer lui-même son planning, à s'autonomiser. Les épreuves de spécialités qu'il doit passer pour le bac sont dans moins de trois mois, il n'a quasiment pas travaillé au premier trimestre. La partie est serrée. Et pourtant, tu n'as d'autre choix que de croire en lui.

– Mange avant d'y aller, il y a du poulet et des haricots verts.

Arthur est sorti, tu n'en reviens pas et reprends tes aises. Au moins, il aura recommencé ses cours sur cette fin d'année. Le lendemain, il part quelques jours chez ses grands-parents. Plutôt que de ressasser tes doutes et d'aiguiser tes peurs quant à la préparation du bac de ton fils, tu décides à nouveau de t'occuper de toi.

Après Noël
27 décembre 2022

Te revoilà chez toi, après ce séjour chez ton frère Tristan.

Le quartier est endormi. Subsistent les décorations de rue, et quelques maisons bien tenues arborent des guirlandes et autres pères Noël grimpeurs accrochés aux fenêtres. Tout le monde peut en profiter. Les sapins n'ont pas encore été sortis sur les trottoirs, ils tiendront jusqu'à l'aube de la nouvelle année, leur mission n'est pas achevée.

Dans ta maison, rien, pas même ce petit sapin écologique en papier entreposé à la cave que tu n'as pas daigné sortir.

À Lyon, un seul de tes fils t'a accompagnée cette année, Romain, avec qui tu as passé de beaux moments avant qu'il ne reparte. Vous aviez loué un Airbnb non loin de chez ton frère, avec vue sur la Saône, dans un ancien appartement fraîchement retapé. Ambiance tranquille et paisible, sans contraintes.

Raphaël était avec sa compagne et son bébé chez l'autre grand-mère, car toi aussi es devenue grand-mère depuis huit mois. D'un petit-fils solaire né à côté de Lisbonne.

« Une vie chasse l'autre », dit plus ou moins un proverbe. Il est venu au monde quelques jours à peine après la mort de ta mère.

Tu t'es retrouvée brutalement propulsée dans ces deux nouveaux rôles, d'orpheline et de grand-mère. Tu t'y fais petit à petit, en plus de ton rôle de mère qui continue de t'accaparer. C'est comme si la joie s'était superposée au chagrin, une composition étrange qui associe les émotions sans ménagement. Qui peut créer une œuvre aussi débridée ?

Arthur n'étant toujours pas revenu, l'heure est au lâcher-prise. Au vide aussi.

Ces regroupements familiaux te ramènent à ta solitude, de retour chez toi dans la maison désertée, cette solitude dont tu es loin d'avoir le monopole. Certains de tes amis ont passé leur réveillon seuls devant la télé et un plateau-repas Picard amélioré. La solitude est une pandémie chronique.

Tu réalises que c'est ton premier Noël sans aucun parent, le premier sans ta mère. Ne plus être l'enfant de quelqu'un sur Terre marque une étape. Autrefois, tes Noëls familiaux étaient telle une pièce de théâtre, ton père et ta mère tenant les rôles principaux, chacun avec son type d'humour particulier, enfants et petits-enfants autour. Rires, éclats de voix, musique, panache. Les grandes discussions vous enflammaient, entre le foie gras et le filet de bœuf. On n'a jamais mangé de dinde dans ta famille, trop sec, trop « tradi ». Dans cette animation, tu te sentais alternativement éteinte et joyeuse, sous les projecteurs de la scène familiale. La pièce se joue dans ta tête, dorénavant.

La mort de ta mère
Six mois plus tôt

« Aujourd'hui, maman est morte, ou peut-être hier, je ne sais pas. J'ai reçu un télégramme de l'asile : "Mère décédée. Enterrement demain. Sentiments distingués" ».

Le roman *L'étranger* de Camus commence ainsi. Cet incipit froid pourrait s'appliquer à la mort de ta mère. Mais il s'agissait d'un Ephad, et l'annonce s'est faite au téléphone.

Une infirmière ou cadre de santé t'a appelée à neuf heures, à l'heure d'ouverture des bureaux, pour t'apprendre son décès, le 15 avril dans la nuit.

C'est une fin de vie volée, doublement. D'abord par Alzheimer pendant sept ans durant lesquels ta mère a décroché petit à petit. Inutile de décrire la lente dégradation qui transforme un être qu'on aime en un Playmobil qui vous prend pour sa mère, alors que vous êtes sa fille. Toutes ces pertes progressives, ces mots qui disparaissent, ces gestes qui se figent, tu les as vécus. S'attarder sur ce qui demeure dans le lien, à un niveau subtil d'émotion te tient davantage à cœur. Car elle restait ta mère, ta maman jusqu'au bout, même si elle se dépouillait jour après jour de ses capacités. Des mots se faisaient la malle, d'autres prenaient toute la place, des bouche-trous qu'elle employait à tout bout de phrase. Mais son âme, son regard qui parfois retrouvait de sa vivacité, après s'être perdu dans cet ailleurs devenu son monde, tout cela existait encore au-delà du langage comme chez un nouveau-né qui ne sait pas encore parler. À ses côtés, dans le jardin de l'Ephad où vous sortiez quand il faisait beau, elle appréciait les fleurs et le soleil sur sa peau fine comme du papier de soie – de la douceur d'un bébé – et tu as souvenir de moment de confidences en dehors de tout espace-temps et de ses sourires quand tu lui faisais des petits bisous sur sa main valide, ou qu'elle dégustait un calisson ou une truffe au chocolat dont elle se barbouillait comme la petite fille qu'elle était redevenue.

Le deuxième vol de sa fin de vie est cette interdiction formelle d'aller la voir, ce *no go* car tu avais le Covid, juste à ce moment-là. Ton frère, lui, est rentré trop tard, coincé à l'étranger.

Impuissante, tu l'as imaginée de plus en plus petite dans ce lit médicalisé, sans pouvoir la toucher, lui serrer la main, lui dire que tu l'aimais. Immense frustration.

Elle est morte en catimini, sans les siens, entourée seulement du personnel soignant de son unité. Du moins, tu l'espères car tu n'as pas d'autre choix que d'y croire. A-t-elle eu peur ?

A-t-elle cru que vous l'aviez abandonnée ? On dit que parfois les malades Alzheimer recouvrent leur raison juste avant la mort, phénomène inexplicable. Aurait-elle choisi ce moment pour partir sans déranger ?

Il t'a fallu des mois pour réussir à pleurer cette absence incernable.

Tandis que se termine cette année, tu essaies d'apprivoiser le manque, tous les manques, alors que les problèmes d'Arthur débordent encore dans ta vie.

Dernière séance de l'année 28 décembre 2022

– Bonjour, Paula, je vous fais patienter cinq minutes. Je termine.

Assise dans la salle d'attente du cabinet de ta psy, tu feuillettes un magazine. La couverture annonce la couleur « Apprendre à s'aimer ». Vaste sujet, œuvre d'une vie. (Ce sont tes commentaires, pas le sous-titre.)

C'est la dernière séance de l'année qui se termine. La vie te ressert souvent les mêmes plats, jusqu'à en comprendre le sens.

Si l'on dresse un rapide bilan des mois passés, ce n'est pas glorieux. Retour des problèmes. De leur non-résolution. Tu croyais que le cas de ton fils était plus ou moins géré (dans ton semi-déni) par Manon. Disons que le problème d'Arthur n'était plus quotidiennement sous tes yeux. La réalité te rattrape. Quant à ton « célibat » subi, et tes recherches d'amoureux, ils restent vains après trente-sept candidats. Tu y as mis du tien pourtant. Cela tendrait à démontrer cette croyance populaire, selon laquelle l'amour est censé vous tomber dessus. L'expression même « rechercher un amoureux » est peut-être un non-sens. Pour toi en tout cas, le miracle n'a pas eu lieu. Avec tes nombreuses heures de vol au compteur, il n'est pas près de se produire...

– À nous.

Sabine t'interrompt dans tes ressassements. Tu vas t'installer dans le fauteuil en osier. Une vieille Emmanuelle désenchantée. (Le film érotique des années 70. On a les références qu'on peut)

– Comment ça va ?

– Ça va moyen. Enfin en positif, Arthur semble stabilisé. Il ne boit toujours pas.

– Bravo !

– Il est parti à Noël avec son père quelques jours chez ses grands-parents, apparemment, il se maintient. Même s'il est toujours très triste, d'après son père. Il continue le sport... Bon, le reste, les cours, pour l'instant c'est secondaire... il a recommencé au compte-gouttes... J'attends janvier pour le mettre au pied du mur pour le bac.

– Vous me parlez d'Arthur, mais vous, comment vous sentez-vous ?

– Les quelques jours à Noël chez mon frère m'ont fait du bien. Je suis contente que cette année se termine. Mais imaginer de revoir Arthur traîner comme une âme en peine à la maison, c'est oppressant. Même si on a des moments de belles discussions...

– Qu'est-ce que vous ressentez ?

– Je m'inquiète pour lui. Et égoïstement, pour être tout à fait honnête, j'ai l'impression d'être assignée à résidence depuis son retour. J'ai arrêté de travailler, je ne prospecte plus vraiment, je termine juste quelques missions. Ça me rappelle ma mère, entre le caddie pour les courses, la popote... à veiller mon fils comme le lait sur le feu... mais au moins je me sens utile.

– Vous savez pourtant que pour vous, c'est temporaire ?

– Parfois, j'en doute. Je crains que ça dure toujours, cette dépendance. Il m'arrive de croiser un vieux « couple » dans mon quartier : une femme âgée et son fils de cinquante ans, qui promènent leur chien. Lui a l'air un peu marginalisé, peut-être handicapé mental. Ils s'accrochent l'un à l'autre. Je ne voudrais pas finir comme ça. Pour lui, pour moi. En même temps, la solitude, le fait de finir ma vie sans compagnon me terrorise.

– En parlant de couple, vous continuez vos recherches ?

– Mollement. Pas très brillant. Si je fais le bilan de ma liste... vous savez, la fameuse...

Elle sourit, tu l'as tenue au courant de ton approche rationaliste du sujet, tant tu es résolue à en découdre avec cette situation.

– Il y a beaucoup de menteurs. Et puis, j'ai l'impression d'avoir un problème... ça doit venir de moi.

– Pourquoi vous dites ça ? D'abord, vous avez vécu plusieurs belles histoires longues. Et puis, vous savez pourquoi ça n'a pas marché. Vous connaissez mieux vos fragilités dorénavant.

Tandis qu'elle parle, défilent dans ta tête tes défaillances, ton besoin de sauver l'autre, ta capacité à ne poser aucune limite et à t'oublier, accepter jusqu'à la maltraitance. Ton insécurité affective. Ce vide en toi que tu ne supportes pas. Elle poursuit :

– On a parlé de cette dépendance affective à plusieurs reprises, qui amène à faire des choix par besoin, plus que par envie réelle. Vous allez beaucoup mieux, vous allez trouver un bon partenaire, il n'y a aucune raison.

Le temps de la séance est écoulé. Vous vous saluez. « Reposez-vous bien, pensez à vous », te dit-elle, tandis que tu sors de son cabinet.

En marchant, tu reboutonnes ton manteau, et repenses aux propos de Sabine. Cette foutue DÉPENDANCE. Manque d'amour, manque de substance. Kif-kif. Chacun cherche sa dose.

Chaînes et dépendances

Arthur roule ses cigarettes qu'il ne fume qu'aux deux tiers – elles sont de la taille d'un joint, ce qui laisse de la marge – et tu ne résistes pas à les finir.

– Ce qui reste de notre cordon, te lance-t-il, narquois... en te tendant son mégot encore fumant.

Pas faux. Sur ce perron, tu te contemples en train d'inhaler lamentablement le reste de tabac encore chaud du bout des lèvres. Tu as bien tenté d'arrêter, mais as repris un soir sombre au fond de la cave pendant une crise d'Arthur. Addict un jour, addict toujours... Cela fait un certain temps que tu réfléchis à ces histoires de dépendances, ces liens indestructibles et souvent toxiques. (Arthur préfère le mot addiction, d'ailleurs, arguant que l'on peut être dépendant de choses saines, à l'eau, par exemple.)

Pourquoi n'arrive-t-on pas à couper le cordon ? Cela te fut longtemps reproché, cette histoire de lien entre Arthur et toi. Par certains psys, notamment.

Les chaînes familiales restent des cordons plus ou moins bien noués, liens tangibles ou symboliques… L'enfant et la mère ne faisant qu'un jusqu'à la séparation physique, affective. On imagine le choc de cette première séparation. Une déflagration plutôt.

C'est amusant de constater qu'un cordon ombilical ressemble à un tuyau d'arrosage acheté dans une grande surface de bricolage. Paradoxalement, la maman est moins en contact avec lui que le père dans ce moment d'affolement et d'énergie atomique que représente une naissance. Et c'est au père de couper matériellement ce cordon, geste porteur de sens.

Ta propre venue au monde mérite d'être racontée. Tu es née avec le cordon autour du cou, cyanosée, trois semaines en retard par rapport au terme annoncé. Le médecin accoucheur était allé skier, c'était un week-end en Haute-Savoie.

À l'heure actuelle, on ne laisserait pas un bébé lézarder aussi longtemps dans sa tanière.

L'accouchement fut excessivement long, sans doute très douloureux et angoissant pour ta mère – pas de péridurale à l'époque – et probablement pour toi. Jolie entrée en matière. Pas pressée de sortir, apparemment. Te sentais-tu attendue ? Probablement pas de sitôt. Ta mère était déjà débordée par son premier enfant, seule, éloignée de sa famille et de sa Méditerranée.

Ton frère Tristan avait alors deux ans, déjà en proie à des terreurs nocturnes. Marie devait aspirer à retrouver un peu de calme, de sommeil et de sérénité, plutôt que d'enchainer des grossesses, source de *babyblues.*

Ton père te surnomma « petit gigot » quand il te découvrit emmaillotée à la maternité. Il paraît que tes doigts étaient d'une finesse extrême, tu ressemblais à une minuscule poupée chinoise.

Sans surprise, tu fus un bébé exceptionnellement sage, qui ne faisait que dormir et ne pleurait jamais. À tes trois semaines, ce fut ton premier déménagement, des rives du lac Léman jusqu'en Ardèche où ton père venait déjà d'accepter un nouveau travail.

Selon certains psychanalystes, la naissance est en tant que telle un trauma. C'est le point de vue que défendit Otto Rank, d'abord disciple de Freud (celui-ci le considérait comme son fils adoptif), puis dissident quand il affirma, à la différence du maître, qu'il existait un séisme antérieur aussi structurant que le fameux complexe d'Œdipe.

Chaque nouvelle vie arrive, criarde et dénudée, jetée dans ce vaste monde pour y trouver son premier objet, la mère, et le perdre aussitôt : une tragédie inhérente à la condition humaine.

Pour les bouddhistes tibétains également, la naissance fait partie des souffrances humaines fondamentales. Une violence oubliée, remisée dans les fins fonds de notre inconscient.

Pema Chodron, moniale bouddhiste déjà citée, enseigne ainsi comment se libérer de cette peur primale, cette douleur originelle de la séparation, vécue comme une menace de mort, en cherchant une autre protection que nos liens terrestres dans la voie bouddhiste, en « prenant refuge ».[6]

Et si derrière l'addiction ou la dépendance se rejouait encore et toujours cette difficulté à se séparer ? Cette peur première et ultime de se retrouver seul, de se jeter dans le vide ? Comme au premier jour ? (Et sans doute au dernier ?)

Ton fils et toi, fusionnels, attachés et trop dépendants l'un à l'autre, comme toi tu as pu l'être avec ta mère. On pourrait même

6. Vivre c'est couper des liens, couper le cordon ombilical et commencer tout seul le voyage qui consiste à être complètement humain, sans confirmation des autres. La prise de refuge dans le bouddhisme serait telle l'ouverture d'une porte qui mène sur le chemin spirituel et libère des liens de souffrance.

poursuivre la chaîne, remonter dans l'histoire des liens : ta mère elle-même t'a souvent parlé du manque d'amour qu'elle a perçu de la part de sa mère, qui lui aurait préféré ses frères – tes oncles. Des garçons plus valorisants dans cette culture.

Elle t'a absorbée dans sa béance, sa soif d'être aimée et de se réaliser au travers de toi. Et si comme elle, tu avais aussi absorbé ton fils dans ta béance dépressive, lors de la séparation avec son père, notamment ? Non, arrête de chercher encore des raisons de te culpabiliser.

Ton fils est devenu dépendant de l'alcool, toi, tu restes à plus de soixante-deux ans dépendante dans l'âme. Comment ne plus sentir le manque ?

Comme dit Eri de Luca dans son roman *Montedidio*, « seul on est moins qu'un ». Tu rêves de te débarrasser de ce manque, tu travailles ardemment à grandir.

Sapio Sexuel
29 décembre 2022

Arthur est toujours chez ses grands-parents. Désœuvrée pendant ces quelques jours, tu as décidé de refaire une petite virée sur le site. *On the road again.* Une vie de femme esseulée nécessite qu'on s'attaque au dossier, qu'on y mette les moyens. Trente-sept tentatives, cela commence à faire beaucoup. Ta psy t'a garanti que tu allais trouver un bon partenaire, ça te booste pour te remettre à tes recherches. Installée dans ton salon, face à ton ordinateur, c'est parti. C'est quand même plus confortable avec ce froid que d'aller traîner dans les bars, et d'ailleurs les bars, ça n'a jamais été ton truc pour faire des rencontres.

Lorsque l'on se connecte au site, si l'on n'a pas choisi l'option « incognito » qui permet de surfer et fouiner sur les profils sans que les intéressés ne le sachent, on est signalé « en ligne », ce qui favorise l'arrivée de messages. C'est un signal envoyé, genre

« coucou je suis open, prête à la discussion, venez les gars », en un peu plus discret.

Au bout de quelques minutes à peine, tu reçois une invitation à la discussion d'un certain « Sapio ». Le texte de l'annonce est plutôt bien rédigé, le pseudo t'intrigue, le monsieur se revendique par ailleurs dans son profil comme étant *sapiosexuel*. Tiens donc. Petit tour sur Internet pour en chercher le sens. « Les sapiosexuels seraient sexuellement attirés avant tout par le savoir et l'intelligence plus que par les critères extérieurs d'apparence. » Une tendance délibérément à contre-courant des normes dominantes axées sur la jeunesse et la plastique.

Sur le profil de Sapio, la photo est totalement floue. Veut-il surtout ne pas être choisi pour son physique ? Ou craint-il le regard de l'autre ? Devient-on sapiosexuel par dépit ou par défi ? Il se qualifie par ailleurs comme « zèbre » dans son annonce – nom de code pour les Hauts Potentiels Intellectuels ou surdoués. Tu en connais un rayon. Sapio n'a pas poussé le bouchon jusqu'à mettre ses tests de QI en avant... Après tout, d'autres n'hésitent pas à communiquer le montant de leurs revenus annuels. On n'attrape pas les mouches avec du vinaigre. Tu confirmes ton intérêt à Sapio et vous convenez d'échanger au téléphone. Ni une ni deux, il t'envoie son numéro de portable, et hop, tu décides de l'appeler dans la foulée.

Par expérience, on sait qu'il faut battre le fer tant qu'il est chaud. Sinon, nombre de promesses de s'appeler n'aboutissent jamais. L'autre peut être capté ailleurs par un « e-rivale » plus rapide, on est quand même dans une concurrence féroce. Autre hypothèse, le temps passant, les peurs et les résistances se développent et prennent le pas sur l'envie. *Y a quand même ce truc qui me gêne dans son profil. Vraiment, cette photo-là... S'il/elle avait vraiment envie, il/elle m'aurait déjà appelé(e). Est-ce que dans le fond, j'ai vraiment de me retrouver au bout du fil avec cette inconnu(e) ?* Théoriquement, il y a eu auparavant échange de messages écrits ou tchat permettant de faire connaissance. Par expérience là encore et souci d'efficacité, tu limites les échanges épistolaires débordants où l'on se monte le bourrichon. La désillusion après des mois d'échanges extatiques peut être cruelle au moment de la vraie rencontre. Ça t'est arrivé.

– Bonjour, Sapio, c'est Lucie.

– Bonjour, moi, c'est Mario, critique d'art *(intéressant).*

Il a trouvé que ton annonce était bien rédigée, que tu avais l'air d'avoir un cerveau. *(Merci).*

Il expose sa théorie de sapiosexuel. Il est vrai que tu l'as interrogé à ce sujet... Une théorie béton. Commence un long exposé. Dans le passé, il s'est rendu compte que les plus belles histoires et moments de partage qu'il ait vécus l'étaient avec des filles ou femmes intelligentes, pas forcément « belles ». (*Étonnant.*) Que les femmes « canon » se faisaient toujours reluquer par les autres hommes. La menace de se faire planter planait. *(Un jaloux ?)* Il a besoin d'être stimulé intellectuellement, d'avoir des sujets de discussion et centres d'intérêt communs *(tu repenses à ton pauvre Humoureux, tu es tombée sur son contraire).* Il est zèbre (*on avait compris).*

D'ailleurs, il a mis une photo floue de lui pour que la relation ne se base pas sur des critères physiques *(Est-il carrément moche ou trop beau ? Brad Pitt ou Quasimodo ?...)*

À ton tour enfin d'en placer une, tu essaies d'expliquer que l'attirance physique n'est pas forcément incompatible avec un partage d'intelligences. Oui, l'attirance, l'alchimie comptent un peu puisque tu ne recherches pas un ami pour une relation platonique. Voir, sentir, toucher est important pour toi. Son malaise immédiatement perceptible et son manque de réactivité te montrent qu'il n'adhère pas du tout à ta vision plus charnelle des choses. Comme pour enfoncer le clou, il résume :

– Je préfère vibrer plutôt que bander.

Cette formule, allez savoir pourquoi, te coupe un peu dans tes élans. Cela pourrait te faire rire, mais c'est dit avec tellement de sérieux... Après une demi-heure d'entretien, il est clair que vous ne vibrerez pas de concert. Et de trente-huit, te dis-tu en raccrochant, ce ne sera pas pour cette année.

Lorsque tu racontes cette histoire à Arthur, il s'esclaffe :

« C'est drôle ce truc de zèbre qui ne bande pas ! »

Je hais les dimanches
1er janvier 2023

« Y a le dimanche prétentieux qui veut paraître rose et jouer les généreux. Je hais les dimanches » ont chanté Piaf ou Gréco. Encore des vieilles références. Ce sont celles de tes parents, celles qui te viennent...

C'est reparti. Arthur n'est pas encore rentré, ton esprit est libre. Les dimanches, le taux de connectés sur l'appli de rencontres bat son plein. Et particulièrement en ce premier jour de l'année, le site s'est nourri d'un bel arrivage, effet des séparations post-fêtes, des frictions sous le sapin, quand on n'a plus pu faire semblant devant la belle-famille... Et puis, il y a aussi les bonnes résolutions et l'espoir que cette année amènera peut-être du renouveau.

Après une rencontre qui fait pschitt, c'est le cas de la majorité, hélas, il te faut un petit temps de rebond pour t'y recoller. Non pas que la dernière rencontre avec Humoureux et l'échange avec Sapio t'aient causé un trauma, mais... une de tes amies, adepte de l'outil en quête du bon partenaire depuis de longues années, t'a confié qu'après des centaines de candidats *sic* elle en était venue à développer une aversion pour ce mode de rencontres, épuisant et désespérant selon elle. Elle t'a dit : « Non, plus jamais ça ! Je veux vraiment me caser et ne plus avoir à retourner sur les applis de rencontres. » L'évitement de l'outil devient le but... Tu la soupçonnes même d'accepter des compromis dans ses relations naissantes pour ne pas « y retourner ». Cela se comprend, même si tu n'en es pas là. Trente-huit, Humoureux et Sapio compris, ça va encore.

Ce peut être pesant le tralala des travaux d'approche, les messages échangés par écrit, et/ou au téléphone avant la rencontre physique, *le date*, et ce qu'il suppose de préparation pour se sentir le plus présentable possible. Et quand cela opère, après validation d'une envie réciproque, il y a l'étape de l'essai plus ou moins long du « produit », pour voir si l'on peut s'adopter. Un soir, un week-end, quelques mois avec le « rencontré » pour se tester, se renifler, s'éprouver, *in vivo*... Une étape cruciale que la découverte de cet autre sorti de nulle part, enfin, du monde virtuel, et que l'on fait atterrir dans sa vie, la vraie, avec toutes les surprises et les ajustements que cela suppose, *IRL*[7].

Un chapelet d'expériences certes parfois enrichissantes mais éreintantes. Cela finit par vous écorcher. À moins que l'on soit juste à l'affût de sexe. De consommation sans trop de sentiments. Certains ne s'en cachent pas, se présentent d'emblée comme des butineurs, qui vont d'une belle fleur à l'autre. Ô le beau pistil ! Tu as eu des échanges virtuels avec un certain « Butterfly » qui assumait totalement ses motivations sensuelles, sans aucun engagement à la clé.

Quand les choses sont ainsi affichées, pas de problème, c'est à prendre ou à laisser. Tu as laissé, même si l'homme paraissait séduisant, les échanges t'ont amusée, mais ce n'est pas ta quête du moment.

Dès les premiers messages écrits, on peut se faire une idée du candidat potentiel. Non que tu recherches un agrégé de philo ou de lettres, mais certains messages du type « t'es bonne toi » te coupent l'envie de poursuivre les échanges, encore moins d'envisager d'éventuels ébats. Même si à ton âge cela pourrait être flatteur d'être ainsi convoitée par des jeunes hommes. Quelle est leur motivation ? Cherchent-ils une maman, ou une rentière ?

Tu as eu, il y a quelques mois, des échanges avec un ingénieur chimiste, de vingt ans ton cadet. Après avoir dévoré la série

7. *In Real Life.*

Breaking Bad, son profil un rien sulfureux et cet univers moléculaire te fascinaient – Y allait-il avoir alchimie entre vous ? Il écrivait bien, t'avait prise pour une prof de lettres, et appréciait votre différence d'âge. Très vite, il t'a déclaré, sans même t'avoir rencontrée, qu'il sentait qu'il y avait « quelque chose » entre vous. Amusée par cette situation, tu lui as dit qu'il ne s'agirait pas de faire « Macron et Brigitte ». À en croire sa réponse « cela n'a rien à voir », il n'a pas aimé. Après ta proposition de vous rencontrer *in real life,* il s'est défilé. Plus de son, plus d'image. La trouille ? N'était-il pas libre ? Une récente étude a révélé que plus de la moitié des utilisateurs d'application de rencontres serait des personnes en réalité en couple ou mariées. Tu as signifié à ton chimiste, par texto, que tu préférais vivre ta vie plutôt que tes rêves, et ne souhaitais pas poursuivre ces échanges virtuels.

L'application est ainsi faite qu'à toute invitation à dialoguer, on a le choix entre répondre ou tout simplement décliner, sans un mot d'excuse ou de justification. *OUT.* C'est efficace, et surtout brutal. Somme toute représentatif d'une certaine violence des relations dans le monde actuel, selon toi. Tes positions sont assez conservatrices à ce niveau.

Le nombre d'interactions, la quantité d'échanges et de rencontres créent un sentiment d'abattage. Face au catalogue d'hommes que l'appli te présente quotidiennement, on a parfois le tournis. Trop, c'est trop. La profusion de candidats crée le vertige, peut susciter un dégoût.

Coutumière des accidents de parcours amoureux, ce n'est pas la première fois que tu t'adonnes à cette occupation, par nécessité. Pour le dire positivement, ta vie amoureuse a été riche, assez Rock and Roll. Un rodéo plutôt. Souvent tombée de cheval, remontée à chaque fois en selle.

Mais là en ce dimanche, est-il raisonnable d'y croire ? Tu as beau rester une vraie « hétéroromantique », ce n'est peut-être pas encore le moment.

Happy New Year
4 janvier 2023

Ouf, cette période de fêtes est passée, et plutôt pas trop mal. Arthur, lui, est revenu de chez ses grands-parents. Olivier t'a confirmé que les fêtes familiales se sont déroulées le mieux possible. Votre fils est toujours sobre. Sobre mais sombre. Depuis qu'il est rentré, son humeur paraît vide. Il reste de longues heures, enfermé dans sa chambre, il ne joue même pas à la PlayStation. Après les premiers chocs de sa séparation et son arrêt de l'alcool, s'est installée une autre forme d'abstinence. Abstinence de joie. Une étape de deuil supplémentaire.

Dans le salon, tu allumes des feux de cheminée, déplies des plaids mécaniquement. Mettre de la douceur partout pour que s'estompe la tristesse. Le mois de janvier est souvent détestable, long et à la lumière trop rase. Même sans chagrin d'amour, tout semble terne.

Les débuts d'année rappellent les échéances. Nouvelle année, nouvelles vies.

Arthur a planifié quelques heures de cours, glanées par-ci par-là. Tu te dis que ce n'est pas ainsi qu'il va pouvoir effacer ses années de déscolarisation et devenir le sociologue qu'il rêve d'être. Plus que quelques semaines jusqu'aux épreuves de spécialités, déterminantes en coefficients et pour son orientation...

Mais il est très courageux, et applique une discipline de fer chaque matin, en démarrant par le réveil et sa douche glacée. Puis, Arthur traînasse et peine à remplir ses journées. Son vague à l'âme est palpable. Il se sent si seul... Heureusement, il s'accroche à ses séances de sport, et ses médicaments devraient l'aider à traverser, petit à petit. Tu l'espères.

Vos discussions se poursuivent, avec un peu moins de récurrences. Vous avez écumé tous les sujets. Là, il lutte face à la vacuité. Plus d'alcool pour fuir, plus de Manon pour le consoler. Énorme page blanche. Assis sur le fauteuil, les épaules courbées, il regarde le feu dans la cheminée et te parle de cette béance.

– Tu sais, maman, l'alcool pour moi, ce n'est pas juste une compulsion physique. Celle-ci, lors d'un sevrage disparaît au bout de quelques jours. Là, c'est bon, ça fait plus d'un mois.

D'après tes lectures et ta participation aux groupes, la sobriété est très difficile à vivre, multidimensionnelle. Il subsiste le MANQUE psychologique, émotionnel. Tu aurais envie de dire « existentiel ». L'addiction est une maladie du sens de la vie. Tu te tais, le laisses parler.

– Ce qui me manque, c'est l'ivresse. Maman, je suis accro à l'ivresse plus qu'à l'alcool. Sans ça, la vie est insipide. Sans intensité, sans plaisir, sans intérêt. Pire, face à la réalité, j'oscille entre l'ennui et l'angoisse. Et sans Manon, c'est terrible. En plus, je ne connais personne.

Il s'est tu. L'angoisse chez lui revêt de multiples formes. Tu rebondis.

– Le mois de janvier c'est toujours difficile. Et quand on a des projets, ça structure.

Arthur t'écoute en baissant la tête, tu continues ton exposé.

– Là, tu es dans le dur. C'est la face nord, tu l'attaques petit à petit.

Tu remets une bûche dans le feu. C'est le moment de lui proposer le *deal.*

– Et puis, quand tu réussiras à te mettre à fond dans ta préparation pour le bac, ça te tiendra, ça va t'aider à redémarrer. Je ne dis pas que cela va être le grand pied. Mais je suis sûre que dans ton programme en sociologie notamment, tu peux trouver un intérêt.

Il a l'air très *down,* pourvu qu'il ne retombe pas en dépression. Tu repenses à la séance avec la psy.

– Écoute, tout est possible à ce stade. Mais tu dois prendre une décision rapidement. Soit tu estimes que tu n'es pas en état de travailler, que tu es en dépression. Je peux voir avec le rectorat pour obtenir un report des épreuves de mars, avec un certificat médical du psychiatre.

– Soit tu décides de passer comme prévu les épreuves en mars. Tu en es capable, mais ça dépend complètement de toi. Il faut choisir de jouer la partie ou pas, et t'y mettre. On ne peut pas être à moitié enceinte. *(Tu ne sais pas pourquoi cette image te vient, ni si elle est très heureuse, mais elle est parlante).*

Son sourcil exprime un léger tressaillement. Tu poursuis :

– Tu n'es pas obligé de répondre dans la minute, réfléchis-y. Attends quelques jours si tu veux.

Il s'est levé, fait quelques pas vers le grand miroir du salon, se regarde puis sans te faire face :

– Je passe le bac cette année, c'est décidé.

– Tu es sûr, mon chéri ?

– J'ai déjà cinq ans de retard, on change rien. Je vais l'avoir ce bac.

Tu t'es levée pour le serrer dans tes bras. Cette année sera celle de tous les risques, de tous les espoirs aussi. Tu n'as d'autre choix que lui faire confiance.

Amours de sexa
6 janvier 2023

En traversant la place de la mairie de ton quartier, tu aperçois Élise dans la brasserie qui fait le coin. Le seul, l'unique lieu de rassemblement, une sorte de QG. Élise est une voisine devenue amie, tout du moins complice de galères. Les vitres se sont couvertes de buée, par le contraste chaud-froid, intérieur-extérieur. Pas un chat dans la rue, mis à part quelques passants pressés et emmitouflés. La chaleur humaine se confine dans ce lieu que tu affectionnes pour prendre des petits cafés lors de tes sorties et petites courses journalières. À presque soixante-dix ans, ayant surmonté plusieurs deuils et cancers, Élise respire la joie de vivre. Mais la profondeur de son regard trahit les épreuves traversées. Pleine de sagesse dans sa simplicité, Élise est pour toi un de ces « maîtres incognito » du quotidien, non homologués, ne faisant partie d'aucun mouvement si ce n'est de celui du grand élan vital. On en croise parfois sans les reconnaître, c'est bête. Ces personnes amènent une pulsion partout où elles se trouvent, on se réchauffe à la douceur de leur sourire. Tu es rentrée pour la rejoindre :

– Viens, je t'offre un café, te dit-elle.

Tu notes comme toujours le maquillage soigné, ses longs cils recourbés, son rouge à lèvres éclatant. Élise est pulpeuse, vivante. Toujours sur le marché de l'amour, elle recherche comme toi sur Internet, et ailleurs, une âme, un homme pour des moments de partage. Malgré quelques aventures, elle demeure solo pour l'instant. Assise face à elle, tu dégustes ce petit expresso bien chaud. Elle t'interroge :

– Alors, t'en es où ? Tu as quelqu'un ?

Tu fais un point synthétique de ta situation peu réjouissante, le tour de piste récent n'ayant pas donné les résultats escomptés. Tout pareil pour elle :

– Moi aussi, j'ai l'impression que je suis devenue trop difficile, je ne veux plus qu'on m'emmerde.

– Peut-être qu'on a trop de critères ?

Cette histoire te travaille. Une autre de tes amies, après six ans de recherches infructueuses, t'a confié avoir pu enfin faire une bonne rencontre, un « homme bien », en restreignant sa liste de critères. Logique.

– Je sais pas toi, mais en tout cas moi, je ne supporte plus ces mecs qui sont à tes côtés, dans ta vie, et commentent les belles nanas devant toi. Ils sont cons ou maladroits ?

– Maladroits, c'est sûr. Quel avantage de faire ça quand on est avec une autre femme ?

– Oui, surtout quand ce sont des nanas de trente ans. T'as envie de leur dire : Eh oh, les gars, j'ai le double de leur âge, soyez sympas !

Vous riez. Même si au fond c'est plutôt pathétique. Élise, toujours honnête, poursuit :

– En même temps, moi non plus, j'aime pas les moches.

– On est à égalité c'est vrai. Mais on n'est pas aussi immatures qu'eux pour rester en arrêt devant un mec.

– Et nous, on regarde simplement, cela n'enclenche pas forcément une pulsion sexuelle. On n'a pas envie de baiser comme ça. Excuse-moi...

Son franc-parler t'a toujours plu...

– Mais tu sais, Élise, fondamentalement, on en a marre, je crois que les femmes sont définies avant tout par leur physique. Encore plus que les hommes. À nos âges, c'est bon, ça suffit, sans être ultra-féministe, il faut reconnaître que c'est injuste. Pour les moches et les vieilles...

– Comme nous ! Elle éclate de rire. Non je plaisante, on est belles !

Après avoir quitté Élise, tu te rends à ton rendez-vous dans Paris, un rendez-vous un peu spécial, chez ta gynécologue, pas le truc que l'on crie sur tous les toits mais qui fait partie de ton programme « remise en femme » censé régler tes soucis post-ménopause.

Encore un sujet tabou pas très sexy et peu abordé (alors que la moitié des femmes en souffrirait). Tu as découvert par toi-même qu'il existait des traitements contre la sécheresse vaginale en fouinant sur Internet, comme le laser notamment. La sexualité des seniors, surtout des femmes, reste un sujet dérangeant... *(Ça baise, les vieilles ?)* et ta gynécologue précédente ne t'avait pas proposé de solution.

On parle bien de dysfonction érectile pour les hommes mais pour les femmes seniors, il y a encore du travail en la matière, dans la pédagogie comme dans la déstigmatisation du sujet. « Le progrès ne vaut que s'il est partagé par tous », disait un ancien slogan de la SNCF, dans un esprit très service public.

Comme tu n'as pas encore décidé de fermer boutique – une expression entendue de la part de Jane Fonda, cette superbe actrice de quatre-vingts ans très inspirante – tu souhaites rester opérationnelle, même si le client se fait rare. *Just in case.*

peu financièrement pour ses cours particuliers. Ce pardon a ouvert de nouvelles portes, de nouvelles solutions. Grâce à ça, une chaîne s'est créée autour de mon fils, je ne suis plus seule, et il y a vous... Merci, les amis de m'avoir écoutée.

Après un silence, celui-ci parfois peut durer plusieurs minutes sans être pesant, Tom lève la main pour intervenir. Il lit un texte dans la documentation en relation avec le sujet. « Le nœud du ressentiment étoufferait d'abord celui qui l'éprouve... »

D'autres partages suivent, puis c'est la clôture avec la prière de sérénité. Comme à la fin de chaque réunion, il te semble sentir les vibrations de tous ces mots enfin libérés de leurs carcans de souffrance.

Arthur et les AA
11 janvier 2023

Ce mercredi, dans cette période sombre, Arthur a pris son courage à deux mains et s'est rendu à une réunion Alcooliques Anonymes. Sa première. Il vient de rentrer, un air énigmatique sur le visage, et une légère pointe de triomphe qu'il essaie tout de même de masquer. Tu l'accueilles, curieuse et avec un peu d'anxiété que tu tentes aussi de dissimuler. *Je te tiens, tu me tiens par la barbichette...*

En dénouant son écharpe rouge derrière laquelle il semble vouloir s'abriter depuis quelques semaines – son âme romantique compose entre le rouge et le noir – il te lance :

– Bon, j'y suis allé. J'étais impressionné mais j'ai réussi à franchir la porte.

– Bravo, tu l'as fait !

Tu attends quelques secondes, ne voulant l'assaillir de questions et dévoiler des attentes démesurées. Vous avez passé un *deal* ensemble. Tu t'es engagée à regarder au moins cinq épisodes de sa série préférée, quant à lui, il a promis d'aller au moins à cinq réunions d'Alcooliques Anonymes. Juste pour voir, se faire un avis avant de décider. Le mantra du moment étant de « faire preuve d'ouverture d'esprit ». *Rappelle-toi, Arthur, petit, les avocats te dégoutaient, aujourd'hui tu les adores...*

Tu attends, espères qu'il t'en dira un peu plus. Ce qu'il fait de lui-même :

– D'ailleurs, c'est amusant, j'ai failli renoncer car j'étais en retard pour aller prendre le train à la gare, et puis, finalement, j'ai couru pour l'attraper...

– Ah oui ? Quel suspense...

– Et là, imagine-toi qu'une jeune femme à vélo s'est arrêtée et m'a proposé de m'emmener sur son porte-bagages ! Super sympa. Très jolie, en plus...

Ragaillardi, son énergie est remontée de plusieurs crans, il poursuit.

– Toi qui crois aux signes de l'univers... Comme quoi quand je me mets en mouvement, il se passe des choses...

Bouger pour que ça bouge... ça aussi reste un sujet récurrent entre vous. Tu ne relèves pas « les signes de l'univers »...

– Regarde, on peut faire des rencontres partout...

– J'aurais dû lui demander son numéro... J'suis bête...

– Peut-être que tu la recroiseras... Et... la réunion au fait ?

Il n'a pas l'air traumatisé, à moins que ce ne soit l'effet de sa rencontre providentielle.

– J'étais juste à l'heure. Il y avait beaucoup de monde mais j'ai poussé la porte. J'ai vu quelques jeunes aussi, pas que des vieux pochetrons. Finalement, il y a toutes sortes de gens.

Lui aussi a besoin de déconstruire l'image de « l'alcoolique », déchet humain. Dans les réunions AA auxquelles tu as assisté, on constate la variété et l'étendue des profils, une forme de normalité pour ceux qui souhaitent stopper leur voyage au bout de l'enfer. Il poursuit :

– C'était intéressant même s'il y a ces trucs chelous, la « Puissance Supérieure » notamment... Il y en a qui parlent de Dieu... Bref, enfin ce qui m'a rassuré, c'est qu'il y en avait aussi qui se présentaient comme athées, et personne ne leur a rien dit.

– Ben oui... C'est à chacun de voir ce qu'est sa « Puissance Supérieure ».

– J'me suis présenté, j'ai raconté un peu mon histoire, c'était vraiment pas évident.

– Bravo, mon chéri !

– Parmi les témoignages, il y avait des choses vraiment très dures. Des gens qui sont dans des situations...

Il marque une pause, une pudeur ou un effroi passe dans son regard. Tu sais, tu les as entendus ces témoignages terribles, dans un congrès AA où les Al-Anon étaient invités à participer. La ruine, la rue, la prison, trois issues naturelles de cette « maladie chronique progressive et mortelle » qui enlève avenir et dignité...

– Et le fait que tout le monde se présente comme alcoolique, même s'ils n'ont pas bu depuis 20 ans. D'ailleurs, moi, j'ai dit que j'avais un problème avec l'alcool... Je n'ai pas envie de dire « je suis alcoolique ».

– Je comprends, tu peux te présenter comme tu veux. Mais comme les AA considèrent que c'est une maladie, un démon contre lequel on ne peut rien, ils n'ont pas de honte à se montrer comme ils sont pour sortir du déni aussi. C'est comme dire « je suis allergique à l'alcool, ou je suis diabétique ».

– Maman, tu sais bien que la société ne le voit pas comme ça.

– Toi, le futur sociologue (il lève les yeux au ciel), tu peux essayer de te défaire de ces représentations... C'est utile de fréquenter ce genre de lieu, pour appeler un chat un chat. La première étape, condition du rétablissement, c'est de voir la réalité, et d'accepter son impuissance face à l'alcool qui est le maître absolu. Pour pouvoir ensuite capituler, admettre qu'on n'aura jamais le contrôle sur lui et y renoncer, un jour à la fois.

Il n'a manifestement pas envie de creuser le sujet, mais est capable d'entendre et d'analyser. Ce partage entre frères de l'enfer est précieux, ne serait-ce que pour sortir de cet aveuglement redoutable. Une étincelle s'est rallumée dans ses yeux...

– Elle ne s'appelle pas Madeleine, la femme qui t'avait donné la carte à ta réunion ? Brune avec un chignon et des beaux yeux bleus ? Très sympa en tout cas, elle avait l'air de savoir qui j'étais…

Tu acquiesces.

– J'ai été super bien accueilli, à la fin, elle est venue me voir, on m'a donné plein de documents. Regarde la pochette.

Il te tend une enveloppe kraft, genre « kit de bienvenue », comme tu l'avais reçue lors de ta première réunion Al-Anon.

– Garde-la, c'est pour toi…

– Et un homme d'un certain âge est venu me parler après la réunion, lui aussi avait passé son bac tard, à quarante ans ! En fin de compte, ça l'a servi dans son parcours, les employeurs ont vu cela comme une preuve de courage. Il m'a félicité.

– Des bonnes choses, tout ça…

– J'y retournerai de toute façon, au moins quelques fois, puisque je m'y suis engagé.

Arthur, si l'on fait abstraction de ses moments de consommation, a toujours été fiable, respectueux de ses engagements. Tu l'encourages :

– En plus, tu verras, d'une fois à l'autre c'est très différent, le thème, les membres, le nombre de personnes. À chaque réunion, on peut capter quelque chose qui fait du bien.

– J'ai voulu payer deux euros quand le chapeau a tourné, tu m'as dit que c'est ce que tu paies, non ? Mais ils n'ont pas voulu, la première fois, on ne paie pas.

– Exact. L'argent, clairement, n'est pas la motivation là-bas.

– Ça au moins c'est cool…

Pourquoi pas
13 janvier 2023

Cela fait plusieurs rendez-vous que tu acceptes avec Philippe, c'est un progrès. Tu as décidé d'aller de l'avant. Nouvelle année, nouvelles résolutions. À chaque fois, vous vous retrouvez autour d'un programme identique : un pot dans une brasserie avec demi pour lui et une petite bière blanche pour toi, séance de cinéma « art et essai » dans la foulée, et puis restaurant tardif après. Seule variante : on inverse restau et pot, le tiercé dans le désordre.

Grâce à lui, tu te remets à aller au cinéma, décolles de Netflix, et redécouvres dans les salles noires le plaisir des émotions XXL du grand écran. Dans l'obscurité, à tes côtés, Philippe ne tente rien d'intempestif et prend son temps, sans te brusquer, pour que la relation s'installe. Tu l'entends juste respirer, et vos jambes se frôlent parfois.

Vous écumez les bistrots du quartier de Saint-Lazare où vous vous retrouvez. Indien, Oriental, Asiatique, Italien, Français...

Philippe *a tout bon,* ou presque, quant aux fameux critères et n'a pas menti sur son âge dans son annonce, de trois ans ton aîné. Ingénieur informaticien, il passe ses journées au pays des équations et algorithmes, en faisant des lignes de code, créant des langages qui restent mystérieux. L'existence de ce monde parallèle t'intrigue, et reste difficilement pénétrable. Tu ressens une certaine poésie quand il te raconte sa traque minutieuse et obstinée de « bugs ». Un micro signe sur une page entière de programme qui peut tout faire planter. Il passe ses journées à construire des édifices virtuels et adore son métier, d'ailleurs pour lui, la retraite n'est pas envisageable, tant il a l'impression de ne pas travailler.

Philippe ne te déplait pas physiquement, c'est un énorme pas en ce qui te concerne, une rareté à ne pas laisser échapper. Pourtant, la perspective d'un contact physique te terrorise encore et le fait qu'il ne tente rien, et se contente d'une cour dans un mode « force tranquille », joue en sa faveur. Après chaque rencontre, tu t'interroges : « pourquoi pas ? ». Et lorsqu'il propose que vous vous revoyiez, tu te laisses faire. Ces sorties te font du bien, le fait d'avoir rendez-vous avec un homme de ton âge, entre adultes consentants qui ne doivent rien à personne, a rouvert un pan de ta vie condamné depuis longtemps. Cela te change des tête-à-tête avec Arthur. Vos discussions sont assez « sérieuses » et pas inintéressantes, même si vous ne riez pas toujours aux mêmes choses, sauf parfois dans les films que vous voyez ensemble, ce qui te rassure. Alors tu te redis : « pourquoi pas ? ».

Il te parle souvent politique, il fut dans sa jeunesse militant, aujourd'hui désenchanté comme beaucoup, et les féministes radicales le hérissent.

Personnellement, la politique telle que pratiquée ne t'a jamais passionnée. La psychologie t'intéresse davantage et c'est à l'aulne de celle-ci que tu analyses les rouages du pouvoir et les distorsions de l'ego – hommes et femmes confondus. Pourtant, tu as une conscience de classe, du moins le crois-tu, l'injustice te révolte mais tes armes de combat n'ont jamais été l'adhésion à un parti politique.

Vous vous racontez vos vies, Philippe a longtemps été marié, divorcé, puis a eu plusieurs histoires longues, c'est rassurant. Ce n'est a priori pas un « queutard », mot moche mais explicite. Il aspire aujourd'hui à trouver une compagne, avec qui il ne vivra pas forcément – il paraît très autonome – pour partager cette époque de la vie où beaucoup de choses sont derrière, lui aussi a des enfants et est jeune grand-père. Là-dessus, vous êtes raccord.

Lorsqu'après plusieurs rendez-vous, tu lui confies les problèmes de ton fils, très gentiment il te propose de lui donner des cours de maths, si besoin. Il aime rendre service, c'est tout à son honneur.

Simple et sain, il est resté assez sportif : « vélo », ex-rugbyman et footeux, qu'il pratique dorénavant de son canapé avec des potes. Lorsqu'Arthur le croise, un jour que Philippe vient te chercher à la maison, il te dit de lui a posteriori : « il a tout d'un mâle alpha, grand..., etc. », induisant que tu es bien comme toutes les autres femmes, conforme dans ta quête.

À chacun de vos rendez-vous, il te lance à un moment ou l'autre de la soirée, « tu sais que tu es belle aujourd'hui ? » et finalement tu y prends goût et commences à t'y habituer. Tu n'aimes pas être définie par rapport à ton physique mais apprécies de plaire, du moins cette réassurance de ce regard de l'homme te fait du bien, c'est incohérent mais qu'y faire ?

Chaque jour, il t'envoie un texto, court et courtois. Il prévient toujours avant de te téléphoner, pas intrusif pour deux sous, et ce rythme d'échanges te convient. Comme un fleuve tranquille, votre relation se tisse sans à-coup ni éclat ce qui est totalement nouveau pour toi, après l'ascenseur émotionnel vécu avec Pierre. Cela te paraît même un peu plat. Peut-être que tu n'es plus habituée à vivre une relation « normale ».

Quoi qu'il en soit, tu n'attends pas ses messages, ne te sens pas en dépendance, à moins que tu ne sois tout simplement pas vraiment amoureuse. Tu te convaincs de donner une chance à la relation, donner du temps au temps. Dans un lâcher-prise forcé, tu attends un déclenchement, une étincelle.

Dry january
Mi-janvier 2023

Ce matin, un spot publicitaire à la radio a attiré ton attention. Il s'agit d'inciter collectivement à prendre conscience de sa consommation d'alcool. Cette campagne t'a paru ludique, peu culpabilisante, plutôt bien faite pour donner envie de participer et changer sa manière de voir son rapport à l'alcool.

Depuis quelques années, la France suit ce mouvement créé dans des pays anglo-saxons : le mois sec, ou *Dry january*. Une opération qui arrive à propos après décembre, mois des fêtes, des beuveries.

Faire une pause d'un mois permet d'évaluer son état de dépendance vis-à-vis des saints breuvages, mais aussi, en vrac, d'améliorer « son bien-être, de perdre du poids, de retrouver une belle peau... voire de faire des économies. » Toute une série de bénéfices attractifs sont mis en avant, au-delà de la santé. D'après les renseignements que tu glanes sur Internet – le sujet t'intéresse un peu, on l'a compris – une étude anglaise de 2014 a montré l'efficacité de cette opération. À l'issue du *Dry january*, 72 % des Anglais interrogés auraient réduit leur consommation, 4 % ne buvaient toujours pas six mois après. *Well done.* L'opération en France rassemble de nombreuses associations et professionnels de santé.

En fouinant sur le Net, tu découvres aussi avec dégoût que ce *Dry january* ou « janvier sec » n'est toujours pas encouragé par le gouvernement, vraisemblablement à cause des lobbys viticoles et alcooliers dans ce pays et malgré les recommandations de Santé Publique France.

Au-delà des ravages directs sur la santé mentale et physique, combien d'accidents mortels de la route sont imputables à l'alcool ? Combien de féminicides et homicides à mettre en réalité sur le compte de conjoints sous l'emprise de leur drogue *made in France* ? Cela est rarement mis en exergue. L'alcool est un déclencheur de violence, le rappelle-t-on. Sans parler des violences psychologiques sur les proches, pas toujours visibles mais aux impacts durables. L'alcool ratisse largement et dans le temps. Il suffit d'assister à quelques groupes de parole.

Le rôle des pouvoirs publics reste paradoxal sur ce sujet complexe : il n'y a qu'à considérer cette mention « À consommer avec modération », mention légale sur les communications d'alcool. Une grosse blague pour un alcoolodépendant. Car justement, un verre en amène un autre qui en amène un autre qui... L'incapacité à se modérer reste un symptôme clé de l'addiction. Dirait-on à un héroïnomane s'apprêtant à replonger et se faire un shoot : oui, mais n'en prends pas trop...

Toi qui as travaillé dans la publicité, ces formules te parlent. Avec la loi Evin (le bien nommé), la publicité pour l'alcool et le tabac a été encadrée à l'origine en 1991. Depuis, de nombreuses dérives ont eu lieu. Aujourd'hui, la différence de traitement entre le tabac et l'alcool est patente.

Ainsi, la publicité pour le tabac, elle, a été totalement bannie.

On n'hésite pas à écrire « fumer tue » sur les paquets de cigarettes qui ont dû être dépouillés des appâts de leur packaging pour devenir moins désirables. Adieu les *cow-boy* solitaires et virils et les chameaux aux accents de déserts, finie l'iconographie des grands espaces, mais à la place, des trachéotomies en gros plan, des radios de poumons calcinés, des agonisants intubés... pas sexy, pas « aspirationnels » pour vendre le produit.

La hausse des prix du paquet de cigarettes a été considérable pour dissuader la consommation.

Rappelons-le au passage, la France n'est plus un grand producteur de tabac...

Rien de tout cela pour l'alcool, qu'il s'agisse de la publicité, des packagings, des prix, de l'accessibilité...

Certes, on peut argumenter que le tabac fait 75 000 décès par an là où l'alcool n'en ferait « que » 49 000[9] (à comparer aux 4000 pour les drogues illicites). Mais c'est sans compter, comme déjà évoqué, les effets collatéraux sociaux et les ravages sur l'entourage. (Le tabac a priori ne rend pas les gens violents).

Certains médias comme la télévision ont bien été interdits mais l'affichage et la presse en général sont toujours autorisés pour l'alcool, et les packagings restent particulièrement attrayants. Ainsi, les annonces publicitaires d'alcool continuent à fleurir dans l'espace public et sont de plus en plus incitatives. Des bières davantage alcoolisées sont sciemment développées et commercialisées partout, des pintes accessibles à moins d'un euro pour booster la consommation des jeunes et des plus précaires, vendues parfois à des mineurs.

9. Selon sante.gouv.fr (mis à jour 2025) : 49 000 décès dus à l'alcool en France où c'est un enjeu de santé publique majeur. En Suisse, le nombre de morts dû à l'alcool serait de 1600 selon Addiction Suisse.

Aujourd'hui, sur les réseaux sociaux, nouveau média créé après la loi, les alcooliers s'engouffrent dans la brèche et investissent des millions via les influenceurs pour rendre l'alcool toujours plus cool auprès des jeunes, cible de choix. NORMAL.

Bref, on l'a compris, « débanaliser » la consommation en France n'est pas du goût de tout le monde...

Tu te prends à rêver...

Toi, Présidente, tu ne prônerais pas l'interdiction absolue à l'instar de certains pays radicaux sur le sujet. Déguster de bons vins, partager des verres entre amis, tu apprécies, et tu as la chance de savoir et pouvoir « consommer avec modération ». Mais tu veillerais à un traitement équitable entre l'alcool et le tabac, via l'évolution des lois. Tu veillerais aussi à faire changer l'image de la fête encore trop associée à la consommation d'alcool. (*Chill* sans alcool)

Toi, Présidente, tu œuvrerais à une meilleure information, et sans relâche à la prévention des dangers de l'alcool, notamment vis-à-vis des jeunes, pour retarder leur premier contact avec le produit. Pour ces jeunes notamment, qui peuvent tomber du côté obscur, devenir « alcoolos[10] » après une initiation dès le plus jeune âge et plusieurs années de *binge drinking*[11] dans les écoles de commerce ou autres... Tu rappellerais qu'on n'est pas tous égaux devant ce danger. Tu veillerais à faire connaître la réalité de la consommation : un seul verre de vin n'est pas bon pour la santé, quelles que soient les idées reçues, et à informer sur les risques de ce « psychotrope légal », pour protéger ceux qui, hélas, basculeront dans cet enfer.

10. Biberonneur, boit-sans-soif, éponge, pilier de bar, pilier de cabaret, pochard, sac à vin, soiffard, soûlographe, alcoolo, picoleur, pochetron, poivrot, soûlard, soûlaud, soûlot. En moins argotique : ivrogne, buveur, éthylique, dipsomane = liste édifiante des synonymes que tu as trouvés pour le mot alcoolique, en langue académique comme en argot, mots qui renvoient à la déchéance plus qu'à la maladie.
11. *binge drinking* = API : Alcoolisation Ponctuelle Importante.

Toi, Présidente, tu travaillerais à faire changer l'image du malade alcoolique. Qu'il puisse sans honte affirmer dans un cocktail ou lors d'un pot entre collègue « non, merci, je ne bois pas » ou « je ne bois plus », sans que ce soit considéré comme une tare sociale.

Enfin *toi, Présidente,* tu veillerais à ce que l'on prenne soin aussi des proches, qui souffrent le martyre de ce mal systémique et parce que c'est à plusieurs que l'on peut s'en sortir.

Avec Arthur, vous avez eu récemment des discussions lucides sur le sujet. Il s'insurge lui-même en tant que dépendant alcoolique sur le manque d'informations données sur l'alcool, en particulier en comparaison des autres drogues. « Pourquoi n'appelle-t-on pas cela clairement une drogue ? C'est une des pires ! Quelle hypocrisie ! » Il a tout épluché. Vos échanges sont dignes d'un congrès d'addictologie.

– Maman, t'as vu cette étude faite en Irlande en 2014 ? Et cette étude anglaise du 1er novembre 2010 ?

– Non, mon chéri...

– Les drogues sont classées selon leurs dommages au niveau individuel ainsi qu'au niveau de la société. Tu sais quoi ? L'alcool est super bien placé, devant l'héroïne puis le crack...

– ... Ça ne m'étonne pas.

Comme tu n'es pas présidente, tu te contenteras du pouvoir de tes mots.

Violences et bad trips

Quand tu revisionnes ces dernières années, force est de constater que c'est l'alcool qui a le plus souvent poussé Arthur à se mettre en danger, lors de ses consommations abusives dès ses 15 ans. Violence vis-à-vis de lui-même, de sa propre vie qu'il défiait. Rarement vis-à-vis des autres. Voilà quelques-uns des fragments qui te reviennent, des lambeaux de souvenirs misérables des « belles années » de ton fils, et dont tu as eu connaissance.

Une seule fois, il t'a agressée en essayant de te plaquer au mur, et vous vous êtes battus, la nuit où il se mit le couteau sous la gorge. Ivre et ne tenant pas sur ses pieds, dans la cave où il avait l'habitude de se réfugier, il avait pointé la lame acérée contre sa carotide, chancelant et le regard torve, jusqu'à ce que tu réussisses à l'en empêcher.

Une nuit aussi à Saint-Lazare, il se posa en justicier pour défendre un musicien qui continuait à jouer du piano dans le hall déserté de la gare, à l'heure glauque où même les trains de banlieue vont se coucher. La musique adoucit les mœurs, dit-on... Arthur s'était interposé face à un agent de sécurité de la SNCF. « Ils étaient racistes, c'était un black, ils lui parlaient mal » et se fit gazer. Il avait fallu l'emmener à quatre heures du matin aux urgences ophtalmologiques de Cochin, à l'autre bout de Paris. Dans ta voiture sur le périphérique, il avait tenté, dans sa panique, d'ouvrir la portière à plusieurs reprises pour sauter en marche en hurlant, « Je vois plus rien ! Et maintenant je suis borgne, en plus ! » Il décuvait, couvert de gaz lacrymogène. Tu avais essayé, tremblante, de le retenir tout en conduisant, avant de trouver enfin le système de verrouillage de la portière (d'une toute nouvelle voiture dont tu ne maîtrisais pas encore les options). Aux urgences de l'hôpital, l'interne avait établi un compte-rendu relatant le tir à bout portant de gaz lacrymogène et l'état de l'œil gauche d'Arthur. Heureusement, le pronostic fut bon, et Arthur recouvra la vue après plusieurs jours cloîtré dans le noir de sa chambre.

Un autre souvenir te revient : une nuit à Montreuil, tandis qu'il errait aux heures les plus sombres et s'immergeait dans les quartiers miséreux, il fit face à la violence de la rue. Un vagabond qui avait la moitié du visage arraché hanta longtemps ses pensées. Sur les quais de Seine également, il se fit agresser violemment par un homme errant et alcoolisé, comme lui, qu'il avait dû défier en paroles. Il n'avait pu se défendre, paralysé par la peur, ce qui longtemps ébranla sa confiance en lui. Cette non-réaction physique le renvoyait à un statut de victime, cercle vicieux dans la dégringolade de l'estime de soi.

Il t'avoua aussi avoir été renversé par un scooter, de nuit, alors qu'il traversait le quartier pour se rendre à la seule épicerie encore ouverte où il pourrait se ravitailler. À ses dires, il n'eut que des hématomes, l'alcool est un bon anesthésiant, c'est connu.

Il y eut pire. Arthur connut d'autres épisodes dramatiques, certains sous tes yeux. Tu appris des années plus tard, lors d'un congrès national Al-Anon où des proches témoignaient d'accidents graves et de mises en danger de leurs proches malades, que les conduites « ordaliques[12] » font partie également des comportements déclenchés ou aggravés par l'alcool.

Pour Arthur, il ne s'agissait pas de faire du saut à l'élastique. Plutôt de jouer à la roulette russe, avec plusieurs grammes d'alcool dans le sang. C'est lors de tes premières réunions que tu réussis à raconter ces scènes d'angoisse pour t'en libérer.

Ta première fois en Al-Anon 3 ans plus tôt

Le temps était beau, le ciel bleu insolant, contrastant avec ton état intérieur. Tu marchais vers ce lieu des Batignolles, pour la première fois, sans imaginer qu'il deviendrait ton refuge, un repère dans ton agenda.

C'étaient quelques semaines après le premier confinement lors de la pandémie du Covid, ce black-out total sur le territoire français, passé en compagnie d'Arthur et Manon, rapatriés chez toi pour l'occasion. Impensable alors de les laisser seuls dans leur

12. *Selon le Larousse : « ordalique » se dit d'une conduite comportant une prise de risque mortel, par laquelle le sujet, généralement adolescent, tente de se poser en maître de son destin.*
Pour Wikipédia cette fois, « ordalique » provient de l'anglais « ordeal », l'épreuve, et du germanique « urthel », « jugement » que donne Dieu.

petit studio à Montreuil, avec les risques de dérive de ton fils. Pierre et toi ne viviez déjà plus ensemble à cette époque, lui s'était confiné avec ses fils dans son nouvel appartement. Vos échanges étaient sporadiques et décousus, signe précurseur de l'arrivée d'une nouvelle phase maniaque, l'une des dernières que tu réussis à supporter.

Vos premières semaines d'isolement à trois avec Arthur et Manon s'étaient déroulées dans une relative harmonie, privilégiés de pouvoir vivre confinés dans suffisamment d'espace. La condition de leur séjour chez toi avait été qu'Arthur soit sobre, sobriété qu'il réussit à tenir les deux premières semaines, jusqu'à ce qu'il ne replonge de manière dramatique sous vos yeux à Manon et toi. À la fin du confinement, tu étais à bout. Aussi, dès que les sorties furent de nouveau autorisées, ton instinct de survie te guida vers cette association dont une amie t'avait parlé lors d'un déjeuner providentiel où tu t'étais confiée. Cela ne coûtait rien d'essayer.

La salle était indiquée par des pancartes, qu'un jour tu veillerais toi-même à installer chaque lundi pour baliser le chemin à l'attention de nouvelles victimes collatérales de l'alcoolisme.

Tu te revois ce jour-là, en mode pilotage automatique, pleine de courage et de peur au moment de pousser cette porte. Tu retins ton souffle et entras. Il y avait beaucoup de monde, des visages se tournèrent vers toi et une personne, probablement la femme t'ayant renseignée au téléphone quelques jours auparavant, te désigna une chaise dans le cercle. Instinctivement, tu te mis un peu en retrait. On te demanda si c'était ta première réunion. Les souvenirs sont flous, mis à part la chaleur se dégageant de ce groupe d'hommes et de femmes qui tour à tour s'exprimaient. Ils déposaient, au travers de leur témoignage, la souffrance qu'ils vivaient ou avaient éprouvée au contact d'un être aimé malade alcoolique. Ils expliquaient comment ils parvenaient à la supporter, voire à cultiver des moments de sérénité dans cette tourmente. D'emblée, tu te sentis en terrain familier. Pour la première fois, le mot de maladie était posé. Lorsque l'on te demanda si tu avais envie de partager, tu te lanças sans hésiter devant ces étrangers.

– Je m'appelle Paula. Ta voix tremblait un peu, tu te sentais dans un état second. J'ai un fils qui boit. Il s'alcoolise massivement depuis l'adolescence, tous les jours, et met sa vie en danger...

Ce fut comme si l'on dégoupillait la bombe à retardement de tes émotions refoulées.

Impossible de te rappeler ce que tu leur as expliqué ce jour-là concernant l'itinéraire d'Arthur, tant médical que scolaire. Par la suite, cette histoire serait rabâchée jusqu'à plus soif. En revanche, tu te souviens leur avoir exposé comment depuis des années, mère célibataire acculée à l'impuissance, tu vivais une descente aux enfers. Tu leur racontas le dernier épisode d'Arthur, lors du confinement. Celui qui t'avait amenée ici.

« Il était trois heures du matin, tu dormais au premier étage. Un hurlement t'avait réveillée, un cri de terreur de la copine de ton fils te jetant en sursaut hors du lit. Elle tremblait et se cachait les yeux, blottie dans l'escalier qui mène au deuxième étage, à la chambre où ils dormaient et qu'elle semblait fuir avec épouvante "C'est Arthur...". Elle avait du mal à articuler. "Il est pendu dans le vide !"

Anesthésiée par ce que tu venais d'entendre, tu montas jusque devant la porte de la chambre, les jambes flageolantes. Qu'allais-tu trouver en ouvrant ? Tu sentis une douleur dans ton cœur. Derrière la porte, la chambre était vide, la fenêtre grande ouverte, de l'intérieur n'apparaissait qu'une main, accrochée au garde-corps. Arthur était en train de se balancer au-dessus du vide du deuxième étage, menaçant de lâcher sa deuxième main, un doigt après l'autre. Une vision d'horreur.

Comme les flics qui essaient de dissuader un forcené de tirer, ou des pompiers qui tentent d'empêcher un désespéré de sauter dans le vide (à la différence que c'était ton enfant), tu te fis violence pour garder ton calme, retenir ton souffle, et trouver des mots, les mots justes qui pourraient ramener Arthur à la raison, si ce concept pouvait encore avoir un sens dans son état. Il avait ingurgité un litre de vodka pur et plusieurs grandes bières fortes. Tout en toi était glacé, ton cœur, ton sang, dans l'attente d'un dénouement qui pourrait faire basculer vos vies en une fraction de seconde. Tu le supplias avec douceur tout en fermant les yeux car assister à cette scène était une torture. Il pourrait mourir ou pire, rester paralysé... Qu'est-ce qui parvint à le convaincre ? Il réussit à se hisser avec les bras et retomba lourdement sur le parquet de la chambre. Un pantin, une masse alcoolisée, mais entière et vivante. »

À la fin de la réunion, plusieurs membres t'accueillirent chaleureusement. *Reviens parmi nous, tu trouveras de l'aide, ça marche* ! On te serra dans les bras, puis un homme d'un certain âge au regard pétillant et à l'accent chantant, époux d'une « petite femme adorée malade alcoolique » te prit à part.

Ses paroles résonnent encore en toi comme un mantra, dans les moments les plus sombres. Marco, qui n'était ni psychiatre, ni prêtre, ni addictologue, avait su trouver les mots. Ceux qui aujourd'hui encore agissent comme une gomme à souffrance...

Tu n'es pas coupable, tu es une bonne maman.

Cœur de mère

Combien de fois une mère peut-elle faire face à la perspective de la mort de son enfant ?

Combien de fois une mère peut-elle imaginer son enfant mort, accidenté, en danger ?

Le cœur des mères n'est pas programmé pour cela.

On ne s'habitue pas.

Tu penses à toutes les mères qui vivent cet enfer. Par la maladie, la guerre.

L'alcool crée, de manière directe ou indirecte, de nombreuses morts prématurées d'adolescents et de jeunes.

Arthur – sans doute inconsciemment – t'a infligé cette épreuve à plusieurs reprises, logeant une terreur au fond de toi.

Est-ce la cause de ton lien particulier, de ta peur de le lâcher ? Pourtant, c'est ce qu'il te faut apprendre à faire.

Cœurs en hiver
Mi-janvier 2023

Courageux, Arthur continue à appliquer jour après jour sa discipline : le corps va mieux. Douches glacées, séances de sport intenses, une action par jour, pas d'alcool. Il est retourné à une réunion AA.

Chaque matin, il s'astreint à mettre son réveil et parvient à sortir immédiatement de son lit. Il se précipite à la fenêtre pour regarder le ciel parisien, lui qui n'a jamais été fan de météo. La lumière l'obsède.

– J'en peux plus de ce gris...

– Ben, c'est un peu la saison qui veut ça. *(Difficile d'argumenter...)*

– Je sais que j'ai fui le jour, ces dernières années, mais là, j'ai tellement besoin de bleu.

Tu voudrais être comme ce roi qui dit « enlevez-moi toute cette neige », et pouvoir faire la pluie et le beau temps pour ton enfant. Ce mois de janvier lugubre fait écho à son manque d'énergie. Il l'amplifie. Le rythme des cours que prend Arthur est toujours ralenti, il n'a pas la force de faire plus. Il a le cœur en hiver et la tête ailleurs.

Dans les moments les plus inattendus, il te lance :

– C'est horrible, je l'imagine avec ce type, c'est une torture.

– Détourne les yeux, mon chéri. Tu sais les yeux dans la tête...

Cela fait bientôt deux mois. Exit Manon, définitivement. Cela vaut mieux, mais il a mal, il encaisse. Manque. Jalousie. Tristesse.

Lorsque vous êtes allés avec Olivier faire le déménagement de leur studio resté inoccupé depuis leur séparation – Arthur était incapable de retourner sur « les lieux » – tu as croisé la mère de Manon, elle t'a appris que sa fille s'est bel et bien envolée pour un grand voyage avec ce nouvel amoureux. Elle t'a demandé, inquiète, des nouvelles d'Arthur, elle l'aimait beaucoup. Ce qui est admirable compte tenu des fragilités de ton fils. À sa place, l'aurais-tu accepté pour ta fille ?

Avec Olivier, vous avez débarrassé les derniers cartons, enlevé les draps miteux et les rideaux pleins de poussière. En ramenant ces affaires et en les entreposant dans la cave, avant de faire le tri de ce qui est sauvable, dans le noir, tu as eu une idée.

Une idée de désert pour les cœurs en hiver. C'est ton expérience de cœur brisé qui t'a guidée.

Réunion du lundi : amour et détachement 16 janvier 2022

Arrivée très en avance, tu as allumé la salle et disposé ce qui vous sert de table, le caisson est maintenant recouvert de la « nappe » en papier bleu. Elle commence à s'abîmer un peu, il faudra penser à en changer. Tu as installé une dizaine de chaises, les alternes en fonction des couleurs, on dirait un chapelet de bonbons.

Mina vient de te rejoindre et t'aide à finir d'exposer la littérature sur la table de l'entrée. Le nombre d'ouvrages qui existent chez Al-Anon est colossal, couvrant les nombreuses problématiques liées à la fréquentation d'un malade alcoolique, et développées pour les différents publics : un parent, un conjoint, un ami, un enfant d'alcoolique.

Le volontaire au service littérature passe régulièrement des commandes pour renouveler les stocks. Il existe des livres plus ou moins épais, des dépliants, des marque-pages, toutes sortes de formats pour accompagner ses 24 heures[13], à poser sur une table de chevet, glisser dans son sac ou ranger dans sa bibliothèque, avec quelques incontournables – pour ne pas dire *Best Sellers* – qui permettent une lecture quotidienne, si on le souhaite bien sûr.

Le lien s'entretient ainsi entre les réunions pour se sentir soutenu, découvrir des pensées et manières d'agir aidantes, testées et éprouvées sur le terrain, par des milliers de personnes ayant connu des problèmes similaires.

Après avoir rempli la bouilloire, offert un thé à Mina et t'être servi un cappuccino en poudre, tu t'es assise en attendant les autres.

Tom, encore « Président » pour quelques mois, vient de démarrer la réunion, tout le monde a pris place, la porte est refermée. Le tour de table rituel a commencé où chacun se présente et fait un point rapide de son état du moment. Tu enchaînes :

– Ça va pas trop mal. Mon fils surmonte peu à peu sa séparation, se remet aussi doucement au travail, ça m'inquiète mais bon... La bonne nouvelle c'est qu'il tient son sevrage, et aussi qu'on part bientôt tous les deux une semaine en randonnée dans le désert du Sud marocain. J'espère que ça va le rebooster. Et puis moi aussi d'ailleurs, j'en ai besoin ! Contente d'être avec vous aujourd'hui.

– Merci, Paula.

Un sourire se dessine sur les visages, tout en retenue car on ne réagit jamais sur les partages.

« Amour et détachement » est le thème du jour, l'un des sujets les plus costauds, mais salutaire qu'on t'ait fait découvrir.

Chloé, l'épouse d'un conjoint alcoolique, modère aujourd'hui sur le sujet,

– « Amour et détachement », j'essaie de m'y atteler, un jour à la fois. Ce n'est jamais gagné car le pli naturel des émotions c'est vraiment dur à défaire ! Je progresse... C'est un exercice pas évident pour moi mais qui m'a permis de retrouver un peu de paix, et finalement

13. *L'un des slogans phares des programmes en douze étapes étant « 24 heures à la fois »*

de ne plus détester mon mari. En me disant « c'est juste la maladie, ce n'est pas lui », j'arrive à mieux vivre ces crises. Je m'efforce de dissocier la maladie de l'homme que j'aime. Face à ses problèmes causés par la boisson, j'ai appris à ne plus réagir dans l'instant, à me détacher peu à peu. Par exemple, plutôt que de me mettre en colère, a fortiori si mon compagnon devient violent, je m'extrais. Je sors de la pièce ou, mieux, je pars plusieurs jours chez une amie. Ça met une distance émotionnelle, et je n'ai plus l'impression d'éponger à sa place. Après, c'est à lui de ramasser son bordel – les verres et les assiettes cassées – de recoller les morceaux. Depuis que je me comporte ainsi, les choses se sont apaisées, il accepte maintenant de se faire aider, autrefois c'était inconcevable. J'évite de rajouter de la souffrance à la souffrance. Merci, les amis, de m'avoir écoutée.

– Merci, Chloé (le groupe).

Lorsque vient ton tour de partager sur ce thème précisément, tu témoignes de la difficulté en tant que mère à appliquer ce principe. Quel défi ! Comment lâcher prise par rapport à son enfant, quand il est en train de se détruire sous vos yeux ?... Tu sais bien qu'il faut considérer ton fils comme un adulte, le mettre face à ses responsabilités. Pour autant... impossible de te détacher, de ne pas intervenir quand il se met en danger... Tout cela demande un tel discernement. Al-Anon t'aide.

Après toi, une autre maman de fils alcoolique prend la parole. Son partage t'apporte des éclairages, sinon des réponses :

– J'ai lu un jour un témoignage d'un jeune alcoolique. C'était terrible mais édifiant... il parlait de sa mère, expliquait combien le fait qu'elle l'ait laissé toucher le fond l'a poussé à s'en sortir. Il a alors compris que sa vie, sa survie même, était entre ses propres mains. Et il la remerciait de l'avoir laissé se retrouver à la rue ! C'est ce qui l'avait décidé à rebondir. Je ne sais pas si j'aurais pu faire pareil en tant que mère mais j'ai appris peu à peu à me détacher émotionnellement de ce problème d'alcool sans fuir mes responsabilités, et le lien d'amour et de confiance n'a jamais été aussi fort avec mon fils. C'est le chemin d'une vie entière. J'ai admis mon impuissance par rapport à la maladie, et quand ça va mal, je confie mon fils à ma « Puissance Supérieure ». C'est devenu un réflexe.

Sur le chemin du retour, tu répètes dans ta tête « Amour et détachement ».

Avec Arthur, pour ce qui est du détachement, tu en es loin. Définitivement, ce principe est l'un des plus difficiles à mettre en œuvre... mais il te semble que tu t'améliores pas à pas et ce n'est pas si mal...

« Le progrès, pas la perfection ». C'est également un slogan Al-Anon.

Les oiseaux
5 ans plus tôt

La violence revêt de multiples formes. Il y a celle, physique, qui se joue sur presque toutes les couleurs de l'arc-en-ciel : bleu, rouge, jaune, violet. C'est la violence des coups, des traces et blessures sur les peaux, les chairs et les corps malmenés, maltraités.

Et puis, il y a celle que l'on ne voit pas, la violence psychologique des mots qui blessent. Des échardes dans le cortex ou dans le cœur, inatteignables par les bistouris.

Tu te souviens d'une histoire d'oiseaux. Il ne s'agissait pas d'un film d'Hitchcock avec blonde peroxydée élégante, petit fichu sur la tête et acteurs bien mis. En lieu et place de blonde glacée, c'est de toi, brune au sang chaud qu'il s'agissait. Cela se passait dans la cave de votre maison et plus précisément il était question d'oisillons.

Vers quatre heures du matin, Arthur te réveilla, il insista pour que tu descendes avec lui. Ce sous-sol était devenu le QG d'Arthur, le théâtre de ses nuits avinées. Il y consommait en écoutant de la musique, des morceaux de musique classique grandiloquents. En restant fixé devant l'écran de son ordinateur, assis sur un tabouret, ses bouteilles et canettes à portée de mains, de bouche ou en vrac sur le sol bétonné recouvert de poussière, de mégots ou restes de joints. Encore dans ton sommeil, grommelant mais ne sachant dire non – maintenant, tu étais debout alors autant le suivre – tu t'étais retrouvée à ses côtés en chemise de nuit, installée sur un second tabouret face à l'écran.

– C'est important, maman, que tu voies ça.

Cela faisait sans doute partie des vidéos qu'il regardait en boucle, de manière quasi obsessionnelle. Il pouvait y passer des heures entières, en se laissant hypnotiser dans une ambiance enfumée lourde de ses vapeurs d'alcool. Il t'embarquait rarement dans ses visionnages, plutôt dans des discussions glauques de fin du monde en pleine nuit auxquelles tu avais décidé dorénavant d'échapper, à court d'argument, d'énergie, vide de mots et d'émotions. Tu as compris qu'il est inutile de discuter de sujets importants avec quelqu'un qui est ivre.

Bref, tu acceptas de regarder cette vidéo avec lui, il y tenait beaucoup. C'était un documentaire animalier, il a toujours eu cette proximité et cet amour pour le monde animal.

Dans un nid juché sur un rebord de falaise, des oisillons piaffaient et battaient de leurs petites ailes. Ils s'apprêtaient à prendre leur envol dans le vide. Pas de droit à l'erreur, compte tenu de la configuration du terrain. C'était le moment crucial où tous devraient quitter le nid douillet, pour s'élancer l'un après l'autre dans cette immensité qui deviendrait leur monde, le ciel. Les parents étaient postés à proximité pour les encourager dans cette étape décisive.

Le premier oisillon prit son élan – le plus courageux ou téméraire – et réussit à déployer ses ailes, défiant les lois de la pesanteur, comme un parachute qui s'ouvrirait juste au bon moment. Il fut suivi du deuxième... puis enfin d'un troisième. C'était effrayant, vertigineux et magnifique de les voir ainsi prendre leur envol.

Il n'en restait plus qu'un, le petit dernier pelotonné au fond du nid qui, après avoir hésité, parvint à se jeter enfin dans le vide. L'oisillon battit lamentablement des ailes de façon désordonnée, et se mit à vriller en poussant des petits cris. Il tomba en torche le long de la falaise dans une chute qui parut durer une éternité. Avait-il raté son élan ? La caméra insensible s'attarda sur le corps léger bringuebalé le long de la paroi rocheuse contre laquelle il se fracassait à chaque contact, jusqu'en bas. Arthur te lança :

– Tu vois, maman, dans la nature c'est aussi comme ça.

Il avait mis sur pause. L'oisillon mort gisait, disloqué, sur un rocher. Arthur poursuivit, le regard brumeux.

– Il faut te faire peu à peu à cette idée. Raphaël et Romain sont lancés, ils réussissent tout. Parmi tes enfants, il faut accepter qu'il y en ait un qui n'y arrivera pas. Tu dois te préparer à me perdre.

Tu as oublié ce que tu lui as répondu ce soir-là, seules restent ces images impitoyables. Sans doute l'as-tu réconforté malgré ta tristesse, puis tu es allée te recoucher sans pouvoir te rendormir. La dure loi de la jungle, la sélection naturelle de Darwin appliquée aux enfants comme des oisillons ?

Non, tu n'avais pas envie de l'accepter.

Inch'Allah
10 février 2023

Tu crois au pouvoir des couleurs.

Quand tu as proposé cette randonnée à Arthur, trois semaines plus tôt, tout de suite quelque chose s'est allumé dans ses yeux. Cette échappée dans le désert pourrait peut-être remettre un sourire sur son visage et lui redonner des forces. C'était ton espoir.

– Maman, rien ne peut me faire plus plaisir !

Son enthousiasme remontait de très loin, de ses envies d'enfant, de sa soif d'aventure. La première fois, il avait huit ans, tu l'avais emmené dans les dunes tunisiennes. Le thème « Initiation au désert » était bien trouvé. Vous étiez des mères célibataires avec leurs enfants et une équipe de chameliers. Arthur en avait gardé un souvenir magique, des jours intenses et des nuits absolues étoilées, du pain rond fabriqué dans le sable, des chants des hommes et de la chaleur du désert.

Quinze ans plus tard, vous repartiez tous deux dans un autre contexte.

Tu as remercié ta maman, grâce à elle, tu pouvais financer ce voyage, c'était un cadeau posthume, elle veillait sur vous et te permettait d'emmener Arthur au moment où il en avait le plus besoin, loin du chagrin et du gris, dans ces confins marocains, au sud de Ouarzazate. Une autre traversée du désert.

Ta « Puissance Supérieure » t'exauça au-delà de tes espérances. Elle avait concocté pour Arthur et toi un groupe génial, disparate et homogène, où toute la palette des émotions se partagea, sans faux-semblant, dans l'humour et la simplicité, entre les dunes, les ergs et regs. Vous étiez onze, dont trois jeunes de l'âge d'Arthur, plus le guide et l'équipe des chameliers, pour cheminer sur la caillasse ou le sable, et taper le soir sur les bidons au son des chants berbères.

Pour Arthur qui voulait du bleu, ce fut royal. Pour toi aussi. Quelle claque, un *shoot* de lumière en cette fin lugubre de janvier. Hommes bleus du désert, bleu du ciel en hiver, aussi pur que les nuits étaient glaciales dans vos tentes parapluie bleues, montées en campement en fin de journée, quand les rayons du soleil couchant rasent les dunes dorées puis roses, quand vous en aviez plein les pattes et qu'un thé brûlant à la menthe vous attendait. D'ailleurs, tu portais un vernis bleu marine, seule coquetterie durant cette semaine sans douche, sans toilettes, où le vent et le sable vous griffaient le visage et vous nettoyaient des soucis. Tu envoyas une ou deux photos à Philippe les rares fois où il y eut du réseau, en haut d'une grosse dune le plus souvent.

En journée, pendant la marche, les liens se nouaient au gré des discussions à deux, à trois ou quatre. Il n'y avait pas de clan, de frontières. C'était la force du groupe, sans autre enjeu que de profiter de cette grâce, cette parenthèse enchantée auprès de gens avec qui tout était permis, qu'on ne connaissait pas, qu'on ne reverrait peut-être jamais.

Le guide vint à tes côtés pour te dire : « Il est beau ton fils, il a une belle âme. Il va s'en sortir. Je prie pour lui, Inch'Allah. »

Beaucoup de photos furent prises. Sur certaines, Arthur ressemblait au Petit Prince de Saint-Exupéry sur sa dune. C'est ce que l'on te fit remarquer gentiment. Le groupe vous portait, Arthur et toi, tu n'étais plus la seule à devoir le veiller, et tu retrouvais de l'air et de la joie.

Jusqu'à tard, très tard, au coin du feu, quand les dernières flammes mouraient, Arthur restait avec quelques courageux – difficile pour toi de tenir jusqu'au bout de la nuit – pour écouter les histoires de la vallée de l'Atlas, de la culture berbère. Tout pouvait se dire dans ces nuits de sable, même des histoires inavouables, il n'y avait plus aucun tabou. Tu te pelotonnais dans ton duvet, entendant les éclats de rire près du feu, heureuse de distinguer le rire d'Arthur parmi celui des autres. Depuis combien de temps ne l'avait-on entendu ainsi ?

Un autre soir, vous attendiez tous ensemble le dîner sous la grande tente, à la lueur de quelques bougies, les histoires circulaient tandis que le cuisinier mettait la touche finale à un délicieux tagine « made in desert ». Il était question d'échecs et Arthur, en bon joueur et curieux d'étymologie, lança d'une voix forte « le roi est mort ! » Voulant expliquer au groupe l'origine de l'expression « Échec et mat » en arabe. C'est ce moment précis que choisit le guide pour rentrer dans la tente, décomposé par la nouvelle qu'il venait d'entendre. On sait combien les Marocains sont attachés à leur roi, et voir la tête de votre guide déclencha un des meilleurs fous rires du séjour.

L'alcool fut un non-sujet pendant votre semaine de marche, il n'y en avait pas, aucune tentation ne pouvait mettre en danger les plans d'Arthur. Tu espérais que cette sobriété joyeuse pourrait s'imprimer comme un nouveau départ pour lui et qu'il pourrait capitaliser sur cette expérience. Pour une fois, la peur te quitta. Le dernier soir néanmoins, de retour à Ouarzazate, vous vous êtes retrouvés dans un « bar à putes » local, une ambiance improbable enfumée et surchauffée, où des assiettes de lentilles étaient servies face à des écrans géants retransmettant un match de foot, tandis qu'une population hétéroclite s'agitait sur le *dance floor*. La bière coulait à flots, les gorges étant à sec et en demande après cette semaine de sobriété. Tu n'avais pu t'empêcher de surveiller Arthur de loin et vis avec soulagement qu'il avait commandé un soda.

Le lendemain, l'avion décollait aux aurores, la nuit fut courte. Le retour dans la grisaille occasionna un second choc, mais vous étiez pleins du désert et du soleil de ces rencontres.

Préparation pour le sprint
Mi-février 2023

Arthur a eu du mal en rentrant de voyage, il était si heureux là-bas. C'est l'effet « post-partum » après l'éblouissement de cette marche magique.

– Maman, tu ne pouvais pas avoir une meilleure idée. Un des plus beaux voyages de ma vie !

Vous repassez en boucle les meilleurs moments et procédez à la dissection des portraits de chacun des membres. Un échantillon collector, que vous n'êtes pas près d'oublier... Les dattes que vous avez rapportées sont délicieuses, et tous tes plats sont arrosés d'épices à couscous achetées au souk de Ouarzazate. Le soir, tu t'enduis de la tête aux pieds d'huile essentielle de figue de barbarie, un cosmétique censé remédier à tous les maux de la peau : réhydratation, régénération, anti-infections, cicatrisation. On a envie d'y croire.

Le désert continue à t'habiter grâce au groupe WhatsApp qui a été créé, où un florilège de photos sont envoyées. Les blagues se poursuivent. Le groupe a été baptisé *Echèche et mat*, en hommage à cette soirée où Arthur a provoqué l'hilarité générale.

Celui-ci, fidèle à ses habitudes, évite de consulter les notifications et rate quelques perles, tu lui sers d'intermédiaire. Le guide demande souvent de ses nouvelles. Toujours paradoxal, Arthur te questionne :

– Tu crois qu'on les reverra ?

– Pourquoi pas ? Les liens, ça se cultive. Ça aussi c'est entre tes mains.

Rien ne tombe du ciel. Par rapport à la phobie scolaire et sociale dont il a souffert, ce B.A.-BA s'apprend aussi. Tant à rattraper, sans parler du cursus scolaire. D'ailleurs, il doit se préparer pour le sprint jusqu'aux épreuves de mars.

Ayant délaissé les bancs de l'école depuis de nombreuses années, son dossier scolaire présente un vide abyssal. Une absence de bulletins qu'il devra compenser par ses notes du bac qui joueront pour son orientation. Il mise gros là-dessus et, en fin stratège, il priorise les matières sur lesquelles il va s'investir. Sciences économiques et sociales notamment, pour pouvoir s'inscrire en sociologie. Toujours prudente, tu t'inquiètes des impasses qu'il fait dans d'autres matières.

Le taux de réussite au bac en candidat libre est moins élevé (60 %) que dans un cursus scolaire classique. Arthur, comme aux échecs, va jouer sa partie ; il faut lui faire confiance même si toi, la bonne élève, n'as jamais fait d'impasse.

Son emploi du temps est dorénavant un peu plus costaud et sa capacité de travail semble s'améliorer.

Tu as repris des forces pour ton marathon à ses côtés, afin d'assurer la logistique. Sont notamment à prévoir des nouveaux lieux de rendez-vous pour les cours en « présentiel ». Arthur a toujours préféré la rencontre physique, refusant au début les cours à distance, mais a dû se mettre à la page.

Les professeurs avaient été choisis pour leur proximité géographique lorsqu'il vivait à Montreuil, il faut reconsidérer l'organisation. Tu commences à te renseigner sur le coût des salles de coworking, qui vient s'ajouter à ceux des cours, la note est salée. La solution t'est donnée par une amie ayant travaillé dans un groupe hôtelier. « Tu sais, Paula, les grands hôtels ont intérêt à remplir leur bar en journée, même si tu consommes peu. C'est bon pour leur image, et ce sont des endroits calmes et confortables. »

Te revient en mémoire un rendez-vous professionnel dans un cinq-étoiles parisien, central et proche de la gare, ce serait parfait pour les professeurs. À tenter...

La première fois, tu accompagnes Arthur. Il a donné rendez-vous à son enseignant, Antoine, dans la salle majestueuse de ce grand hôtel. La situation est assez cocasse, les voir tous les deux dans ces fauteuils club, à bachoter au milieu de touristes américains et de businessmen en train de se faire débaucher. C'est l'occasion de te présenter de visu à ce professeur qui semble si bienveillant – tu l'as eu plusieurs fois au téléphone lorsqu'Arthur était au plus mal – et vérifier leurs conditions de travail. Il ne faudrait pas qu'ils se fassent chasser de leur Grand Salon, pour occupation abusive. Les serveurs sont avenants et discrets. *Ça va le faire,* penses-tu, *il y a de bonnes vibrations.*

Antoine te paraît très sympathique, plus enjoué que ne le laissait présager sa voix au téléphone. Dernièrement, tu as entendu Arthur s'esclaffer lors d'un cours en visio avec son prof, la complicité entre eux semble grande : « Antoine m'a dit que j'étais vraiment original, on se tape des fous rires ! »

Week-end à Londres Mi-février 2023

Arthur est allé dormir chez Olivier. Et toi, incroyable, te voilà embarquée pour un week-end en amoureux, tu n'en rêvais même plus. Enfin « en amoureux », il faut le dire vite car tu n'es toujours pas sûre de l'être de Philippe mais continues malgré tout à le fréquenter régulièrement, en pensant « pourquoi pas ? ».

Ton dernier week-end « en amoureux » date de Pierre, c'était en Normandie, il y a un peu plus de deux ans : ambiance Chabadabada, un homme et une femme, quelques jours avant de découvrir qu'il était retourné sur Meetic, après t'avoir demandée en mariage trois semaines auparavant... (Par la suite, il s'avéra qu'il était à nouveau en phase maniaque. Tout de même, ça fait mal).

« Week-end à Rome afin de coincer la bulle dans ta bulle », ce sont les paroles de Daho. Qu'en sera-t-il de ton week-end à *London* ?

Ce sera un point de bascule – sans mauvais jeu de mots – car jusque-là, la relation avec Philippe est restée chaste, mis à part deux séquences un peu plus « hot », une première fois où il a pris ta main au cinéma et une seconde lorsqu'il t'a serrée dans ses bras puis embrassée en sortant d'un restaurant indien, au bout de huit rendez-vous. Il sentait l'ail mais ce n'était pas désagréable, prometteur même... On ne peut pas dire que cet homme te saute dessus, ni enfreigne ton consentement. Tu ressens une certaine attirance physique pour lui – ouf – et une solidité qui t'accroche doucement. Serais-tu prête à passer à l'étape suivante ? Ce moment partagé dans cette ville aux accents excentriques et où tu n'es pas retournée depuis des années va-t-il te « décoincer » ?

Dans quelques heures, vous serez face au mur, enfin, façon de parler, vous allez surtout vous retrouver dans le même lit, dans un hôtel au cœur de Londres. Ce sera pour toi l'heure de vérité : ton corps fonctionne-t-il encore ? Et sexuellement parlant es-tu opérationnelle ? Capable de passer deux jours d'affilée en *one-to-one*, en intimité avec un homme ?

Toujours peu à l'aise avec Philippe dans l'échange, aussi inquiète que curieuse dans cet Eurostar, assise à ses côtés, tu feuillettes un magazine féminin très orienté « psychologie ». Lui a acheté le *Canard enchaîné*, distribution attendue quant à vos rôles respectifs. Par la fenêtre, défilent d'abord la campagne, puis la vue aveugle quand vous vous engouffrez dans le tunnel sous la Manche. En approchant plus près de la vitre, tu te lances :

– Pas top la vue quand on est sous terre, on se croirait dans le RER.

Il a levé le nez et enlève ses lunettes.

– Oui, quoique, le RER...

Ses yeux se sont allumés tandis qu'il poursuit.

– Oui, une fois dans un RER à deux étages, je me suis retrouvé en position de voir toutes les jambes des femmes... sur le quai à Gare du Nord. Le spectacle était divin.

Il sourit, gourmand, peut-être se croit-il plein d'esprit ? Pour une raison obscure, cette évocation te laisse de marbre. Tu n'es pas son pote de rugby et il faut reconnaître que tu es assez sensible sur le sujet. Ce n'est pas la première fois qu'il fait des réflexions de ce genre et que tu ronges ton frein. *(Surtout ne pas avoir l'air d'être jalouse. Ne fais pas ta Colomba corse à plus de soixante piges).* Assez naïvement, il t'a expliqué avec de grands yeux étonnés que sa fille trentenaire très féministe « l'engueule quand il parle du physique des femmes, elle est très remontée ». Ben quoi ? Il ne comprend pas pourquoi... Tu as déjà tenté de lui expliquer par A + B (c'est un roi de l'équation, tu te mets dans son logiciel) que cette contrainte esthétique sociale qui soumet en permanence le genre féminin au jugement du regard extérieur est difficile à vivre pour une femme quel que soit son âge. Ces arguments ne lui parlent pas trop, il déteste les féministes militantes. Selon lui, il ne subsiste plus d'inégalités. Les femmes ont les mêmes droits, non ?

Tu lui suggères encore de se mettre à la place de sa fille, de faire preuve d'empathie : pour une jeune femme, il peut être inconfortable, voire insécurisant d'entendre son père aller sur le terrain de la plastique féminine. Elle-même est-elle bien dans sa peau, tant de femmes doutent de leur physique, toutes ne sont pas canon, et quand bien même ?

Se sent-elle belle dans les yeux de son père ? A-t-elle envie de le percevoir comme un libidineux ?

La psychologie féminine, t'accorde-t-il, n'est pas son fort. Manifestement, il est meilleur en arithmétique et en rugby. Tu repenses à la conversation avec ton amie Élise sur les « belles femmes » quelques jours auparavant, les mecs – enfin certains – peuvent être cons et maladroits... Quel intérêt pour eux quand ils sont avec une autre ?

Le week-end n'a pas démarré sur les meilleures *vibes*. Tu te tais, le regard fixé aux parois du tunnel qui défile comme tes mauvaises pensées qu'il te faut absolument stopper.

La journée qui s'enchaîne reste agréable, c'est un plaisir de retrouver cette ville, son énergie qui grouille dans ce classicisme *british* qui cache son grain de folie. Vous arpentez les trottoirs de Covent Garden et autres quartiers touristiques truffés de boutiques mode, de bouffe cosmopolite plus ou moins grasse, épicée, sucrée, ou au contraire *healthy* à souhait, avec des jus verts et autres breuvages détox. Tu te détends un peu, par moments, vous marchez main dans la main, ça fait du bien.

L'épreuve du lit le soir dans le « Cube » de votre hôtel – vous avez réservé un truc de jeune, pas trop cher – s'avère plus que concluante contre toute attente. C'est la bonne surprise du week-end. Malgré tes peurs, tes appréhensions, il arrive à « cracker » l'équation de ton corps, il trouve le point G, et plein d'autres. Cela fonctionne à merveille. Depuis combien de temps n'as-tu pas éprouvé autant de plaisir ? Tes traitements ont dû être efficaces et Philippe, dans sa force tranquille, assure parfaitement. Même si ton cœur ne chavire pas, ton corps, lui, bascule, tu en ressens même une migraine post-orgastique, un concept découvert à l'occasion. Comme tout le monde, tu connaissais la version « alibi » pré-rapport conjugal « chéri j'ai la migraine », mais non, cette version post-acte… Cela doit faire trop longtemps que tu ne t'es lâchée ainsi, ton corps a buggé.

Le lendemain, vous allez au marché aux Puces qui grouille de monde, et dans cette ambiance survoltée et surchauffée, plusieurs fois vous vous perdez de vue. Alors que vous prenez une bière en terrasse, la conversation se tarit. Malgré la proximité physique de la nuit torride, la complicité n'est pas là, et les sujets qui fâchent reviennent comme par magie : sa hargne des féministes qui prennent trop de place, selon lui, refait surface… « Pourquoi ne parle-t-on jamais des violences faites aux hommes par les femmes ? » « Il existe bien des femmes criminelles et violentes, non ? » C'est indéniable et il ne faut pas diaboliser les hommes. Pour autant – tu tentes tant bien que mal de pondérer – 85 % des coups et blessures sont commis par des hommes, il est scientifique et devrait objectivement s'attacher aux faits. Il acquiesce mollement, ces discussions t'affligent et t'éloignent un peu plus de lui. Sans s'en rendre compte, il a creusé un tunnel entre vous.

Dans l'Eurostar du retour, Philippe se replonge dans son *Canard enchaîné*, toi, tu peines à lire et ressasses. Dans les paroles de Daho « J'voudrais poser mon cœur bancal dans ton bocal », tu te reconnais dans le cœur bancal, mais c'est tout. Plus envie de son bocal, maintenant c'est sûr. *Pourquoi pas ?* Parce que malgré la joie des corps et les qualités de Philippe, tu te sens loin, très loin.

La coulée verte
20 février 2023

Le voyage au Maroc vous a remis en mouvement.

Arthur est parti à son cours de sciences économiques et sociales avec Antoine, il a acquis une petite vitesse de croisière maintenant.

Par la grande porte-fenêtre du salon, un ciel insolent, bleu et glacial, t'invite à te dégourdir les jambes, respirer la ville.

Après le portail, la rue est déserte et longe l'épicerie de Monsieur Karim. Celle-ci a fermé. Pendant de longues années, il a fait des horaires de nuit, sept jours sur sept. Il en a vendu, des bières, à Arthur. Pourtant, Monsieur Karim hésitait, il connaissait la dépendance de ton fils. Arthur finissait par éviter son épicerie, et allait chez le concurrent, un peu plus bas dans la rue. Karim est père lui aussi d'enfants « en perdition » ou du moins qui ne se trouvent pas, qui cherchent leur place, issus de l'immigration. Galères de parents, problèmes universels. Sa fille c'était le shit, son fils la dépression et la déscolarisation aussi. Vous en avez eu, des discussions profondes à côté de sa caisse, entre les rayonnages de sa boutique encombrée.

Il te manque et te voilà nostalgique, Monsieur Karim est parti, c'est la disparition d'un lien social précieux du quartier.

Tu remontes ton col, enfonces ton bonnet, puis empruntes la coulée verte le long de l'ancienne voie ferrée, dans un froid de canard. Vient toujours le moment des ruminations, un de tes mauvais plis. *Est-ce qu'Arthur va y arriver ? Et s'il n'a pas son bac, ce sera un échec de plus... Terrible, qu'est-ce que je vais faire de lui ? Et puis, je vais rester seule avec ce problème, jusqu'à ce que la mort nous sépare.*

Au désespoir, s'ajoute ta sensation d'isolement. Difficile pour toi de partager tes angoisses, il y a bien ton frère, toujours à l'écoute, et quelques amis très proches à qui il est possible de te dévoiler sans pudeur et sans honte. Mais à force, tu as des scrupules à les appeler. Quant à Olivier, il refuse de partager tes angoisses avec lui, « je ne suis pas ton psy ! » t'a-t-il objecté à de multiples reprises.

Heureusement, tes séances avec ta thérapeute et les Al-Anon t'incitent à stopper ce ressassement.

Des graffitis sous un pont attirent ton attention : un arc-en-ciel flashy a été bombé sur le mur gris donnant des couleurs au béton. Cela fait une demi-heure que tu marches.

Odeurs poisseuses de pots d'échappement masquées par le froid sur ce grand boulevard traversant des ensembles d'immeubles impersonnels, ambiance assez oppressante. Tu t'étais promis ce petit pèlerinage et tes pas sur le bitume t'ont menée instinctivement vers le CHU qui a accueilli ton fils à de nombreuses reprises, à proximité des échangeurs. Tu n'es pas revenue ici depuis des années. La première fois, Arthur avait quinze ans. De l'eau a coulé sous les ponts.

Face à l'énorme bâtiment, aussi haut que large, devant le va-et-vient des soignants et visiteurs et l'entrée encombrée des urgences, tu t'assois sur un banc un peu isolé, à la lisière du parking de l'hôpital.

Cet hôpital, grand théâtre de la vie, abrite des peines et des souffrances souvent cachées, mais aussi des espoirs et des joies.

Dans ces blocs carrés, construits après le bâtiment principal, se trouve la maternité. Elle donne sur le parking et la verdure. Romain, ton second fils, y est né un soir de décembre enneigé, il y a bientôt trente-trois ans, une étoile dans la nuit que ce bébé chaud dans tes bras quand de gros flocons dansaient derrière les vitres de ta chambre. Des moments de bonheur ont eu lieu aussi ici.

Le froid glacial a traversé ton jeans. Il est temps de te lever du banc pour faire un tour du bâtiment.

A/R École et hôpital
Huit ans auparavant

Dans ce grand édifice eut donc lieu la première hospitalisation d'Arthur à quinze ans, après sa fugue suicidaire. Il était demandeur de se mettre à l'abri de l'école, à distance des autres de son âge.

Ce fut la première fois également où tu entendis le terme « refus scolaire anxieux », qui désignait la phobie scolaire.

Tu essaies de te remémorer le nombre d'hospitalisations psychiatriques qui ont jalonné le parcours d'Arthur : huit entre 2015 et 2018 (dont une sous contrainte, un soir d'alcoolisation massive).

Lui qui veut devenir sociologue pourra écrire un mémoire sur le sujet, ayant été patient dans toutes sortes de structures médico-sociales : publiques, privées et mixtes, pour des séjours courts ou longs en « soin-études », structures adultes et pédopsychiatrie, unités pour adolescents…

Lors de cette première hospitalisation, Arthur se retrouva dans un cocon émotionnellement aseptisé, tout contact avec l'extérieur étant interdit. C'est à ce moment que commença le suivi par la pédopsychiatre, Docteur July, qui devait durer des années jusqu'à ce que l'âge de ton fils ne lui permette plus d'être pris en charge en pédopsychiatrie, car il était censé être adulte…

Pour Olivier et toi, ce fut une sorte de soulagement de savoir votre fils pris en charge, mais un choc qu'il soit « interné ». On n'est pas préparés à ce que son enfant se retrouve en psychiatrie. Difficile de l'imaginer seul, dans cette chambre toute blanche, perdu dans cet énorme bâtiment, dans une unité psychiatrique générale pour adultes, car il n'existait pas encore de lieu dédié aux jeunes. Ce qui fut créé plus tard, à une centaine de mètres : une unité spéciale pour adolescents qui perdaient le nord, ou ne l'avaient pas encore trouvé.

Arthur eut ainsi un référent médical pour l'accompagner dans son parcours, comme ton ami Marc te l'avait recommandé. Tu n'imaginais pas à l'époque que cela durerait des années. La psychiatre fit le lien avec les établissements scolaires, ce fut précieux. Seuls ses certificats en effet firent cesser le harcèlement administratif qu'en tant que parents vous subissiez.

À partir de la rentrée au lycée, ce fut la dégringolade. Arthur avait idéalisé l'arrivée dans un nouvel établissement où les règles du jeu seraient différentes, mais eut en réalité toujours plus de mal à s'intégrer dans l'énorme structure de 2000 élèves. Après trois semaines de cours, et malgré l'aménagement dans l'établissement de mesures spéciales à son égard, il s'effondra à nouveau, demandant lui-même à être hospitalisé. S'ensuivirent six mois de déscolarisation complète, d'octobre à mars, où il se calfeutra dans sa chambre, apathique et seul. Rien ne l'en faisait sortir, sauf peut-être l'envie d'aller acheter du cannabis ou de l'alcool qui commençaient à entrer dans sa vie.

Pendant une consultation chez ton médecin généraliste pour ton ordonnance de Prozac, tu lui exposas la situation dramatique d'Arthur. Elle avait suivi toute la famille depuis trente ans. « Il ne faut pas le laisser comme ça. Il faut absolument le sortir de là, créer un électrochoc et le faire hospitaliser dans une bonne clinique spécialisée dans les troubles des adolescents ». Elle te donna l'adresse d'une clinique privée, « la Villa des Fleurs », un établissement très haut de gamme dans une belle banlieue. « C'est bien, m'ont dit certains patients, il y a beaucoup de soins et un très bon suivi. Mais je crois que c'est cher, je vous préviens. Enfin, si vous avez une bonne mutuelle... » Elle eut un petit rire strident, c'était sa façon de dédramatiser la situation. « Je connais un jeune comme ça qui est enfermé chez lui depuis plus d'un an, il fait pipi dans une bouteille de plastique pour ne plus avoir à sortir de sa chambre... » Selon elle il fallait agir vite pour cette « désincarcération ». Tu fis part de cette suggestion à la pédopsychiatre qui suivait Arthur. Celle-ci ne s'opposa pas à ce choix, car à part une nouvelle hospitalisation en unité psychiatrique générale, elle ne pouvait rien proposer de plus. Elle manquait de cartouches, et la mutuelle de ton agence de l'époque était excellente.

En repensant à ces six mois d'immobilisme d'Arthur dans sa chambre, c'est le sentiment d'impuissance qui te revient. Face au « non-vouloir » d'Arthur et au non-interventionniste (voire au « non-agir ») de sa psychiatre, tu te sentais piégée. Faisant face par ailleurs à tes lourdes obligations professionnelles de cadre dirigeante, à la tête d'une cellule au service d'un très gros client international, dans un grand groupe de communication. Ce client était réputé sur le marché pour ses pratiques managériales impitoyables et l'agence était en mode « survie ». Comment parvenais-tu à encaisser une telle pression ? En réalité, la souffrance de savoir ton fils au point mort te tenaillait. Cette boule au ventre t'aidait à supporter toutes les turpitudes que te faisait vivre ce client, et à relativiser ses enjeux de part de marché, de *body copy naze*, et mises en page à refaire pour la nième fois.

Le soir, tu retrouvais avec appréhension Arthur tel que tu l'avais laissé le matin. Et puis, une fois de plus, l'écriture te sauva. De ces dernières années dans ce job féroce, tu fis un roman[14].

Tu as découvert par la suite un phénomène dit « syndrome d'Hikikomori » au Japon qui touche les jeunes, en majorité les hommes, et qui gagne l'Europe : ces gens se retirent du monde et se confinent dans leur chambre, durant des années parfois. Une honte et un fardeau pour les familles en grande culpabilité, qui finissent elles aussi à s'enfermer dans une attitude miroir, et une immense souffrance pour ces jeunes qui sont dans une démarche d'autosabotage, avec ou sans pathologie psychiatrique. Cette tendance prend de l'ampleur dans tous les pays d'Europe[15]. Refus de

---

14. *N'en fais pas une affaire personnelle*, paru aux Éditions Eyrolles.
15. *Notes sur le syndrome d'hikikomori* : par Helouard Sophic, journaliste Santé, avec la psychiatre et pédopsychiatre Marie-Jeanne Guedj-Bourdiau, fondatrice de l'Association francophone pour l'étude et la recherche sur les Hikikomori. Publié le 16 juin 2025 dans *Femme Actuelle*.
« Le mot "hikikomori" vient des termes japonais *hiku (hiki)* "reculer" et *komoru (komori)* "se cloîtrer". Le phénomène touche essentiellement des garçons de 15 à 30 ans et se manifeste par un retrait social. "Le jeune hikikomori vit au domicile de ses parents et est en retrait social et relationnel depuis au moins six mois", précise le docteur Marie-Jeanne Guedj-Bourdiau, psychiatre et pédopsychiatre. On rapproche les hikikomori des NEET (ndlr : Not in Education, Employment or Training). "Ces jeunes qui ne sont ni en études, ni en emploi, ni en formation. En France, il n'existe à l'heure actuelle aucune étude de prévalence sur le sujet. En revanche, nous savons qu'il y a beaucoup de NEET et que parmi eux, 400 000 sont hors radar." »
Question écrite n° 4236 à l'Assemblée nationale « Détection de l'état d'hikikomori chez les jeunes. 17e Législature ».
Publication de la question au Journal officiel du 18 février 2025. Extrait : « En France, il s'agit d'un phénomène silencieux mais bien réel. Il reste cependant très difficile à quantifier. Il n'est pas fait mention de ces jeunes, car ils ne dérangent personne : ils restent chez eux où leurs parents les assument matériellement dans une solitude souvent épuisante. »

ces personnes d'intégrer la société, ou peut-être signe émergent de sociétés elles aussi malades.

Était-ce ce qui guettait Arthur ? Quoi qu'il en soit, ton médecin généraliste par ses conseils te permit d'éviter que cette situation d'immobilisme ne s'enkyste davantage.

Ces allers-retours entre l'école et le milieu médical t'apparaissent aujourd'hui comme autant de tentatives de faire rentrer ton enfant au chausse-pied dans un système scolaire qui le rejetait et dont il s'excluait malgré lui.

Villa des Fleurs
Souvenirs 2016

Grâce à ta bonne mutuelle et surtout à ta participation salariale débloquée intégralement, après ce semestre léthargique à la maison Arthur passa plus de deux mois dans cette clinique de luxe, située dans un vaste parc arboré d'une belle banlieue.

Être issu d'un milieu favorisé – à l'époque, tu en avais les moyens – lui permit de se retrouver dans un environnement médicalisé plus qu'agréable. Le programme de soins « premium » et pluridisciplinaire – art-thérapie, réunions de patients, ateliers multiples ludiques et activités sportives – ainsi que les consultations quotidiennes avec le psychiatre-psychanalyste, le docteur Norbert, tranchaient en tout point par rapport à ce que l'hôpital public pouvait offrir. L'argent aide à soigner le malheur. Une injustice par rapport à ceux qui ne peuvent se le permettre.

Au milieu de jeunes filles brindilles dont la vie tenait au fil de leur perfusion – la clinique était réputée pour soigner les troubles alimentaires comme l'anorexie – et d'adolescents comme lui souffrant de troubles psychiques divers dont l'addiction et la dépression, Arthur retrouva un emploi du temps chargé et des interactions sociales régulières. Un vrai programme de Club Med – blouses blanches et médocs mis à part – qui sortit Arthur de sa bulle. Il eut un coup de foudre amical pour Paul, un jeune surdoué de son âge passionné de biologie moléculaire et addict aux médicaments. Cette rencontre fut doublement décisive. Tout d'abord, Arthur ne se sentit plus un paria, et te confia à l'époque : « Je sais que je ne suis plus seul ». Enfin, dès leur sortie de la clinique, Paul lui présenta l'une de ses amies. Elle s'appelait Manon...

Ce séjour fut ainsi déterminant. Lui évita-t-il de sombrer dans un syndrome d'Hikikomori ?

On ne saura jamais qu'elle aurait été sa trajectoire sans cette bifurcation, mais l'électrochoc recommandé par ton médecin généraliste eut lieu. Ceci marqua une étape importante, même si la guérison était encore loin et le lien à l'école non restauré.

Autre point positif, ce séjour t'aida en tant que parent à mieux comprendre ce dont souffrait Arthur. Il était très difficile d'obtenir un « diagnostic » de la part du docteur Joly. Celle-ci refusait d'étiqueter un patient si jeune, ce qui peut se comprendre, mais est très anxiogène pour les proches. Ce fut différent avec le docteur Norbert pour qui la communication avec les parents était importante. (Cela faisait sans doute partie du service cinq étoiles dû aux payeurs, sans vouloir être cynique.)

Lors d'un entretien familial, celui-ci vous expliqua, à Olivier et toi, le ressenti qui empêchait votre fils d'aller au collège.

– Imaginez que, pour lui, traverser la cour de récréation sous le regard des autres, afin de se rendre en classe, c'est comme traverser un champ de mines. Il peut s'empêcher d'aller aux toilettes durant des heures pour cette raison. Pendant les cours, il ne parvient pas à se concentrer, tant il est préoccupé par ce que peuvent penser ou dire les autres à son sujet. Il passe son temps à imaginer des scénarios, guetter tout bruit ou parole le concernant, à la limite de la paranoïa. C'est une grande souffrance, une obsession permanente pour lui. Attention, je n'ai pas dit non plus qu'il est paranoïaque.

Et il ajouta, plus rassurant :

– Votre fils est capable de « négocier » avec la réalité, de faire la différence entre le réel et ce qu'il a dans la tête. Il n'a pas de délires ou d'hallucinations.

C'est là que tu appris la différence entre la névrose et la psychose, cette dernière se manifestant par une déconnexion au réel. Arthur souffrait d'un trouble anxieux généralisé et d'une bonne névrose obsessionnelle d'où ses tocs (Troubles obsessionnels compulsifs) apparus dès son enfance (vérifier à de multiples reprises la fermeture des robinets, par exemple). Ceux-ci, à l'époque, ne vous avaient pas inquiétés car Arthur s'en cachait (tu te demandais juste pourquoi tes robinets étaient toujours déglingués) et, par ailleurs, son comportement semblait normal.

Les troubles psychiatriques sont classés par le *Manuel diagnostique et statistique des troubles mentaux (DSM)* édité par une association américaine de psychiatrie. Un véritable catalogue, on s'y perd, on peut se retrouver parfois dans la description de certains symptômes. La définition donnée au TOC est la suivante :

« Le trouble obsessionnel compulsif se caractérise par des obsessions, des compulsions, ou les deux. Les obsessions sont des idées, des images ou des impulsions récurrentes, persistantes, non désirées et anxiogènes. Les compulsions (aussi appelées rituels) sont des actions particulières ou des actes mentaux que des personnes se sentent obligées d'effectuer de manière répétée, pour tenter d'atténuer ou de prévenir l'anxiété causée par les obsessions. »

En te documentant depuis sur le sujet, tu as découvert la multiplicité des troubles psychiques, une complexité bien loin des idées reçues. Voir un psychiatre, ce n'est pas forcément être fou. Mais la maladie mentale fait peur, elle reste taboue. Redoutable lorsque l'on sait que de plus en plus de jeunes, phénomène aggravé par la période Covid, auraient besoin de consulter.

Le traitement proposé par le docteur Norbert fut à la fois psychothérapeutique et médicamenteux, à base d'anxiolytiques et antidépresseurs qu'Arthur prit pendant une année. Docteur July, au contraire, avait toujours évité de prescrire.

Pas facile en tant que parent de faire face à ces discordances.

Arthur, dès qu'il put arrêter ces traitements, le fit, après avoir mené de nombreuses recherches sur Internet. Olivier qui était très « antitout » abonda dans son sens.

En réalité, Arthur préféra une tout autre médicamentation accessible et sans ordonnance... et les copains qu'il avait rencontrés à la Villa des Fleurs l'aidèrent à rentrer de plain-pied dans le monde de l'addiction.

Arbre
20 février 2023

Le froid a naturellement accéléré tes pas, tes doigts repèrent tes clés dans le fatras de ton sac, pour ouvrir le portail. Des traces de rouille y apparaissent derrière la peinture bleu lavande, il va falloir s'en occuper.

Ton père, à l'esprit d'ingénieur rationnel, s'inquiétait de ta capacité à gérer tous ces soucis matériels du quotidien, avec une maison, de surcroît, qui demande beaucoup d'entretien, pour toi qui n'es pas du tout bricoleuse : comment sa fille, seule, pouvait-elle lutter contre l'entropie ? « Il te faudrait un homme à tout faire. » T'a-t-il souvent suggéré.

Il avait cette vision « patriarcale » de son époque du foyer traditionnel où les tâches entre « papa-maman » étaient clairement réparties. Malgré toi, tu as drôlement dynamité cette vision des choses. En conçut-il de l'admiration ? Ou de l'inquiétude pour sa fille chérie ?

Il était rarement question d'amour ou de sentiments. Sans doute par pudeur, ton père n'osait aborder ces sujets, réservés aux discussions avec ta mère. Jamais il ne t'entendit lui répondre : « Papa, je cherche surtout un homme à aimer. » C'eût été long à lui expliquer. À huit ans, il avait perdu brutalement sa mère et eut toute sa vie une immense difficulté à partager ses émotions, s'exprimer sur l'affectif. Pourtant, c'était le meilleur des hommes.

À l'entrée du micro-jardin trône le marronnier, déjà évoqué, avec qui tu entretiens une relation particulière. Il est en ce moment déplumé, pas une feuille qui vive. Son bois revêt la couleur de la pierre. Avec son squelette tordu, il a l'air vraiment mal en point. Mais c'est pour mieux repartir, il te fait le coup chaque année. Cette transformation radicale – ce redéploiement flamboyant au printemps – a toujours été une source d'inspiration, une petite leçon de résilience.

Il y a quelques années, il fut attaqué par un parasite, « la mineuse de l'Est » : de redoutables chenilles le dévoraient du tronc jusqu'au faîte, le privant de marrons, faisant jaunir et tomber ses feuilles de plus en plus tôt dans la saison. Une amie te fit découvrir un traitement écologique inédit à base d'huiles essentielles, inoculé dans le tronc une fois par an. Les entreprises utilisant ces techniques sont rares, tu réussis à en dégotter une et le soin fut miraculeux. À l'approche du printemps, l'opération doit être renouvelée. Il y a deux jours, tu as cherché les coordonnées de ces « soigneurs » dans ton portable, enregistrées sous le nom « Arbre ». Arthur, par hasard, est tombé sur ce contact, et t'a demandé, un peu interloqué :

– C'est qui « Arbre » ? Un nouveau « date » ?

Non, Arbre n'était pas un prochain candidat...

Au pied de ton arbre, confident de nombreux secrets, sont même enfouis les fragments d'un mot rédigé de ta main à « l'Univers » ou ta « Puissance supérieure ». Ce petit cérémonial eut lieu en cachette d'Arthur au moment de ta séparation avec Pierre, il y a bientôt trois ans... Que sont devenus ces bouts de papier déchirés et enfouis dans la terre froide ?

Tu avais fait le souhait par écrit de ne plus subir ces abandons répétés, de te donner la force de ne plus accepter l'inacceptable, ces crises récurrentes, les chauds-froids déclenchés en partie par la bipolarité de Pierre dont Arthur et toi avez été les victimes.

Ne plus être dépendante de cette relation.

Ta psy te disait : « Vous qui souffrez de la peur de l'abandon, c'est quand même difficile ces chagrins d'amour à répétition. »

Après avoir été longtemps culpabilisée – on ne quitte pas un malade – la séparation a fini par s'imposer à toi.

Cela fait presque trois ans que tu apprends à te détacher. La hache de guerre a été enterrée parmi les lombrics, avec les petits bouts de papier.

Avec le docteur July

Lorsque tu as parlé à Arthur de ta promenade vers l'hôpital, il a lancé : Je me demande ce qu'est devenue le docteur July ?

Des psys, il en a connu un rayon, mais ce fut sa première et il l'aimait bien. Elle l'accompagna pendant plus de quatre ans, de 2015 à 2019. À son sujet, tes sentiments sont partagés. Elle fut le fil directeur du suivi de ton fils, son ancrage principal. C'était une femme de ton âge – expérimentée a priori – très grande, frêle, très douce, à la poignée de main molle – tu craignais que ses doigts te restent dans la main – et au regard bleu profond. Malgré ses qualités humaines, elle parut souvent démunie. À sa décharge, les moyens de l'hôpital public étaient restreints et les soins proposés limités, même si la création de l'unité psychiatrique pour adolescents marqua une avancée majeure. Il n'est pas bon d'avoir des troubles psychiques dans un système de santé public en déliquescence, où la psychiatrie est en plus considérée comme le parent pauvre.

Docteur July fut toujours là pour Arthur, à son écoute, de son bord évidemment, ne le confrontant quasiment jamais, à la différence d'autres psychiatres qu'il connut par la suite. C'était un « doudou docteur » à qui il pouvait se confier et, sans doute, était-ce déjà énorme. Des années plus tard, il te confirma combien elle fut importante pour lui. En tant que mère, ton appréciation fut différente. Parlant très peu, d'« obédience psychanalytique », docteur July prônait la « clinique de la demande » où le désir devait venir du patient. Le problème était justement l'absence totale de désir de la part de ton enfant dépressif. Vous pouviez attendre longtemps... Son « non-agir », comme évoqué précédemment, te laissa à plusieurs reprises dans le désarroi le plus total.

Arthur eut l'occasion de se foutre en l'air plusieurs fois avant qu'elle ne prenne conscience de l'ampleur de son problème d'alcool précoce. Elle ne vivait pas à ses côtés.

Olivier non plus, par ailleurs, ne voyant son fils qu'épisodiquement et t'accusant de dramatiser la situation, au nom du « pathos corse », de surprotéger Arthur. Il connaissait tes tendances familiales dépressives sur lesquelles il appuya, ton travail qui prenait trop d'importance et dont il critiquait la place lorsque vous viviez encore ensemble.

Certes, il fallait dénouer ce lien « mère-fils » trop fusionnel, mais la psychiatre te paraissait abonder dans le sens du père sans voir les dangers réels que prenait Arthur. N'empêche que c'est toi qui devais assumer et assurer l'essentiel de la charge.

Avec du recul, on peut dire qu'il y eut un déni général autour du problème d'alcool d'Arthur, y compris médical. À sa décharge, docteur July pouvait-elle se rendre compte de ses consommations d'alcool sur la base de ce que l'adolescent lui racontait tous les quinze jours ? Ta parole, elle, était jugée exagérée. Il fallut des drames pour que ça bouge, des atterrissages aux urgences avec tests d'alcoolémie aux taux vertigineux. Le couperet des analyses de sang lui ouvrit les yeux. Dans les entretiens familiaux, elle fut submergée par les jeux psychologiques et le conflit irrésolu entre Olivier et toi. À sa décharge encore, elle était seule professionnelle face à une situation qui la dépassait. Par la suite, dans les entretiens de thérapie familiale pratiqués dans d'autres structures, il y eut toujours un soignant « témoin », en plus du psychiatre.

Un entretien fut particulièrement calamiteux. Poussée à bout, en sanglots, tu claquas la porte, les laissant tous trois en plan. Arthur, Olivier et la psy. *Ils verraient bien après ta disparition ! Ils se démerderaient entre eux !! Tu allais en finir, puisque tout était ta faute...* Le déclencheur ? Elle avait prononcé cette phrase : « Vous parlez à la place de votre fils ». Alors qu'Arthur se détruisait sous tes yeux et que vous veniez de vivre une scène d'épouvante quelques jours auparavant. Tu avais eu le malheur d'envoyer un mail d'appel au secours aux grands-parents paternels, puisque les tiens n'étaient plus de ce monde et qu'Olivier faisait la sourde oreille. Elle courut pour te rattraper par une manche au bout du couloir. Tu te débattis. Puis, la regardant dans les yeux, oui, tu lui confirmas que tu ne pensais plus qu'à ça : te flinguer. Son regard devint suppliant, elle comprit que l'on avait atteint tes limites.

Toi, la mauvaise mère, étais aussi celle qui supportait tout au quotidien, y compris les crises les plus graves. Double peine. Le mur porteur menaçait de t'écrouler.

Après ce « happening », il te fut proposé un entretien individuel avec un autre psychiatre du service. Il écarquilla les yeux à ton récit, et tu entendis à cette occasion pour la première fois que « Vous devez prendre soin de vous-même ». Tu ne le vis qu'une fois. C'était quelques années avant ta découverte des réunions.

Concrètement, on te donna une liste de numéros d'antennes mobiles à contacter en cas d'urgence. Docteur July te recommanda en cas de nouvelle crise grave d'Arthur d'appeler les pompiers. Bref, tu avais enfin le droit de demander de l'aide.

La jungle psy

Avec les soucis d'Arthur, c'est tout le monde de la psy et des psys qui s'est ouvert à toi.

Pour les maladies non psychiques, il est relativement simple de s'orienter par rapport à la partie du corps ou à la pathologie identifiée. (« Le poumon vous dis-je », répète Toinette dans le *Malade imaginaire* de Molière.).

Pour les maux psychiques, c'est un casse-tête : à qui s'adresser, quel traitement ? Pathologie psychiatrique ou « simple » mal-être ? La frontière reste floue, et les diagnostics peuvent être longs à établir, surtout chez des sujets jeunes.

À ton entourage qui t'interrogeait, il fut souvent difficile d'expliquer ce qu'avait Arthur, ne le sachant pas toi-même. Une seule certitude, il souffrait. Voici le diagnostic qui fut posé par le docteur July et auquel tu n'eus accès qu'au bout d'un long temps d'errance angoissante :

« Probable dépression infantile passée inaperçue dans le contexte d'un couple parental qui s'est séparé dans sa petite enfance. Symptomatologie obsessionnelle dans l'enfance, faisant place à une angoisse massive, se manifestant à travers des symptômes phobiques avec des difficultés à sortir à l'extérieur du domicile et des éléments dépressifs. Il semble "désillusionné" par le monde environnant et les adultes qui l'entourent. »

C'était avant que ne se greffe l'addiction d'Arthur, « comorbidité » fréquente des troubles psychiques…

En tant que parent, identifier le bon interlocuteur, les bons traitements fut un parcours du combattant. Mais c'est d'abord au psychiatre d'être la tour de contrôle, d'aiguiller sur les bons choix.

Au fil de tes pérégrinations, tu as constaté la place de la psychanalyse en France, y compris en milieu institutionnel (comme le docteur July au CHU). L'Europe a été très marquée par la découverte de l'inconscient, selon Freud, et la psychanalyse fascine toujours, dans une soif de se connaître soi-même. Arthur dirait qu'elle a fait beaucoup de dégâts, et estime avoir mieux progressé avec d'autres approches. Bien sûr, son procès envers la psychanalyse est excessif, et son point de vue a évolué par la suite, mais force est de constater que la façon dont les mères y sont considérées dans certains courants ne t'a pas beaucoup soutenue. Les entretiens familiaux avec le docteur July furent éprouvants : une mise à mort de ta « puissance maternelle » dévorante, malgré toi, qui a failli t'achever.

Pourtant, la psychanalyse t'a vraiment aidée à certains moments de ton parcours. Et quelques rencontres de thérapeutes furent lumineuses.

Une coache, de formation psychologue et « systémicienne », qui t'a soutenue dans tes épreuves professionnelles, t'expliqua :

« La psychanalyse part du principe qu'il y a toujours un mystère caché, une énigme, elle recherche le *pourquoi* ça va mal. Moi, je préfère chercher le *comment* aller mieux. ».

En systémie, l'individu est pris en compte dans son réseau de relations, au sein d'un système, qui reflète la complexité du vivant.

La sociologie enfin – à laquelle tu t'intéresses grâce à Arthur – montre qu'en plus des critères personnels, familiaux et transgénérationnels, les appartenances de classe et facteurs sociologiques impactent aussi fortement nos destinées. Sans parler du biologique...

Ainsi, quiconque prétend interpréter le réel au travers d'un prisme unique te paraît suspect.

Lorsqu'Arthur rentra dans une structure « soins-études » après la Villa des Fleurs, un nouveau visage de la psychiatrie se révéla, ancré sur une pluridisciplinarité des soins et la force du collectif qui te réconcilia avec la médecine psychiatrique.

Soin-Études : l'école sur ordonnance Six ans auparavant

C'est ton frère Tristan qui, le premier, te parla de la Fondation des Étudiants de France, structure à but non lucratif comprenant une douzaine d'établissements sur tout le territoire, dédiée aux jeunes en difficulté, « accidentés » de la vie, à leur accompagnement et reconstruction psychique ou même physique : certaines unités[16] comprennent des pôles de rééducation fonctionnelle. On y accueille même des adolescents ayant raté leur suicide, lourds polytraumatisés... On imagine la qualité de soins et la pluridisciplinarité nécessaires pour accueillir de tels profils. Le pôle psychiatrique y est aussi très développé, avec des services d'addictologie, services d'évaluation pour jeunes en situation de décrochage scolaire sévère.

Comme évoqué, les troubles anxieux font partie de ton capital familial – on s'en serait bien passé – et ton neveu, le fils ainé de ton frère, connut aussi un épisode grave de dépression et déscolarisation. Dans cette longue recherche pour trouver enfin des solutions, ton frère et ta belle-sœur expérimentèrent plusieurs approches, quelques années avant qu'Arthur ne plonge à son tour. Après multiplication des avis et consultations psys en tous genres, ils découvrirent enfin via cette Fondation une prise en charge globale psychologique, psychiatrique ET pédagogique. Cette structure spécialisée permit à ton neveu, après plusieurs années d'isolement chez lui, de passer son bac jusqu'à une insertion professionnelle.

Ceci te fit gagner un temps précieux et t'incita à proposer cette option au docteur July qui valida, ainsi que le docteur Norbert de la Villa des Fleurs. Il fallut patienter plus de six mois avant qu'Arthur

16. Le film *Patients* réalisé par Grand Corps Malade se déroule d'ailleurs dans ce type d'unité. Une histoire de souffrance, mais aussi une ode à la patience et à l'espoir jusqu'à la renaissance entre tétras, paras ou traumas crâniens.

puisse être admis, car les listes d'attente sont longues, par manque d'offre de ce type.

Arthur te raconta son premier jour dans cette « école hôpital » : accompagné par un soignant, il fut pris en charge dans une classe de cinq élèves, attenante à l'institution psychiatrique. Au fil des jours, l'apprentissage fut réapprivoisé dans ce lieu protégé, avec ces autres jeunes « extraterrestres » comme lui, grâce à des professeurs passionnés et à l'écoute de ces élèves particuliers. Après huit mois de cette scolarité hors-norme, il obtint son passage en première, avec des bulletins estampillés « Éducation nationale » et une estime de lui reboostée. Il redevenait un élève, retrouvait une dignité. La rencontre avec un nouveau psychiatre, le docteur Mureau, fut structurante. Celui-ci confrontait régulièrement Arthur, le mettant face à sa réalité et à la nécessité d'agir, quand ce dernier se réfugiait dans ses élucubrations intellectuelles : *Oui, mais concrètement ?*

Arthur te confia dernièrement que certaines phrases du docteur Mureau continuent à résonner en lui, des années plus tard.

« Monsieur (le docteur Mureau ne cultivait pas la proximité), même si c'est dur et que vous en bavez aujourd'hui, sachez que tout le travail sur vous-même que vous faites vous sera utile toute votre vie. Certains attendent d'avoir quarante ans pour cela. »

En quelque sorte, Arthur prenait de l'avance.

Arthur, se considérant rétabli au bout de huit mois, voulut sortir et le succès de cette opération ne fut que partiel. Mais il reconnaît a posteriori y avoir trouvé une « colonne vertébrale ».

Ce fut également la démonstration que l'on ne guérit pas seul.

Les diverses tentatives de rescolarisation ultérieures se soldèrent, elles, par un échec, laissant Arthur plus désemparé encore, et vous, ses parents, minés par l'inquiétude et l'impuissance. Toutes les voies furent explorées. Publiques, privées, classiques ou alternatives, mais l'alcool avait pris le relai.

Jusqu'à ce qu'il décide de lui-même de repasser le bac en candidat libre.

Le poids des mots

L'écriture t'a sauvée à plusieurs reprises. Raconter t'a permis de respirer dans ces périodes d'apnée où seule te maintenait debout la perspective de coucher par écrit ce qui t'oppressait, pour transformer tes épreuves en matière malléable. Face à l'impuissance, tu n'étais plus démunie. Devant l'absurdité ou l'injustice, la mise à distance et l'humour redonnent de la dignité.

Face à un danger, on connaît les 3 F qui caractérisent les réactions potentielles, héritées de nos ancêtres des cavernes en proie à de nombreux dangers pour leur survie, réactions toujours imprimées dans notre cerveau reptilien : *Freeze* (le corps s'immobilise, se fige face à la menace). *Flight* (c'est la fuite qui est choisie). *Fight* (consiste à se battre). Les bêtes féroces que nous croisons, loin d'avoir disparu, revêtent aujourd'hui de multiples formes autres que des crocs et fourrures. La maladie alcoolique et les addictions en général sont typiquement de ces monstres contemporains contre lesquels nous ne pouvons lutter à armes égales.

Pour toi, l'écriture constitue l'arme douce qui te permet de rester dans le *fight*, au fil du temps, car le danger peut être soudain, comme l'attaque de l'ours, ou longue et pernicieuse, et là, il s'agit de tenir la distance face à une pathologie décrite comme « chronique, incurable, progressive ». Être ni paillasson, ni hérisson.

Raconter des évènements qui sur le moment t'ont terrassée t'offre un réceptacle pour t'en libérer. Un effet catharsis comme la libération des émotions par la parole dans tes groupes.

Et puis, relier les bribes de ta vie permet de leur trouver un sens. C'est la fameuse mise en narration qui nourrit notre identité, tisse notre humanité. Tout cela, sinon, n'aurait ni queue ni tête ou serait juste l'effet d'un destin funeste.

Pas envie d'être une victime, plutôt un désir de comprendre ce qui se joue dans les épreuves qui t'ont été *données* de vivre (parfois, tu te serais bien passée de ces « cadeaux »). Pour les partager ensuite. Prétentieux peut-être, mais sincère. Ces paroles, tu les exprimes pour toi mais aussi pour que cette histoire puisse éventuellement servir.

Tes galères amoureuses, tu les racontes aussi au nom des « bras cassés de l'amour » qui en sont encore et toujours à chercher une âme sœur, à l'âge où les dates de péremption sont censées être dépassées. Si certains, dans leur traversée du désert, pouvaient trouver des résonances ou de simples aires de repos…

Ainsi, tu poursuis l'histoire d'Arthur et de sa mère célibataire, alors que tu es en route avec lui, au milieu du gué. Un jour à la fois, une page à la fois. Pour que soient narrés le chemin des efforts, les moments lumineux comme les moments noirs. Nul ne sait comment cette histoire va finir.

Sabine. Déboires amoureux
25 février 2023

– Comment allez-vous, Paula ?

Installée dans le fauteuil d'osier, dans le cabinet confortable de Sabine, la chaleur t'enveloppe doucement… C'est agréable de se laisser aller aux confidences ; d'ailleurs, c'est le but du jeu. Tu commences par lui parler du mieux-être d'Arthur depuis le voyage du Maroc, et de l'organisation sur mesure pour les cours qu'il suit avec plus de régularité.

– Parfait. Et vous ?

– Pour moi, c'est déjà énorme ! Ah oui, il faut que je vous dise quand même...

– Oui ?

– J'ai mis fin à ma relation avec Philippe. Le week-end à Londres a été fatal...

Sabine marque une pause et balance une mèche de ses cheveux longs derrière l'épaule.

– Ah... Que s'est-il passé à Londres ?

– Rien de très grave, en fait...

Et tu lui racontes comment, par petites touches maladroites, par ses remarques dérangeantes, cet homme-là a réussi définitivement à te faire basculer du mauvais côté de la pièce, le *pourquoi pas ?* s'étant mué en *ben non*. Tu es peut-être trop sensible, pas toujours cohérente. Après tout, cela te plaisait quand ce Philippe te complimentait sur ton physique, mais qu'il fasse des commentaires sur le physique des autres femmes en ta présence était insupportable. (Niveau cours de récréation, cette histoire, penses-tu en lui narrant ces mésaventures pathétiques.)

– Vous savez, personnellement, je n'ai pas élevé mes fils de cette façon. Je ne les imagine pas regarder les filles devant leurs copines et commenter « elle est bonne celle-là », d'ailleurs, c'est ce que je lui ai balancé quand on s'est séparés.

Elle lève le crayon de son calepin, et elle sourit :

– Il n'a pas formulé les choses comme ça, tout de même ?

– Non, je vous l'accorde, il s'est défendu, bec et ongles. Il a argumenté qu'il parlait de la « beauté des femmes » du point de vue purement esthétique, alors que c'était libidineux, selon moi. On ne parlait pas de la beauté des hommes en tout cas... Et c'est revenu plein de fois sur le tapis, soit il est obsédé, c'est inquiétant, soit c'est un gros beauf. Bref...

– Qu'est-ce qui vous dérange là-dedans précisément ?

– Je crois que j'ai un problème avec le désir de l'homme brut et bestial. J'ai un dégoût, une peur, je ne sais pas... ça me met en insécurité totale. À entendre de la part d'une femme de soixante-deux ans, ça doit paraître futile… (elle ne réagit pas). Mais ça m'a vraiment déstabilisée. Il lui arrivait aussi de regarder des vidéos d'un crétin masculiniste. Cette espèce de coach conseille les hommes, pauvres hommes (la chanson de Julio Iglesias te revient en mémoire : « Nous les hommes, pauvres diables… ») et les aide à comprendre les femmes en les classant dans des typologies. C'est horrible la façon dont les femmes sont décrites… C'est Arthur qui m'a expliqué ce qu'était ce courant masculiniste né aux US, un réflexe antiféministe sans doute… Ce coach y parle notamment des femmes criminelles, de leur sadisme… Quel intérêt ? Il ne rappelle pas qu'elles restent minoritaires, et pourquoi encourager la haine…

– Aujourd'hui, les rapports hommes-femmes ne sont pas simples, et les hommes de votre génération, pas forcément mis à la page. Pour les plus jeunes, non plus, ce n'est pas évident, tous ces changements de repères. Après #MeToo, la remise en question du patriarcat, les questions de genre, ça n'aide pas les relations. D'ailleurs, je suis une formation pour aider mes patients. Au fait, vous parlez du désir des hommes, mais vous, votre propre désir, comment le vivez-vous ?

Mon propre désir ? Vaste sujet…

– Écoutez, étonnamment, à ce niveau-là, ça a été top avec Philippe. Une alchimie des corps incroyables. Contre toute attente, il a été un amant attentionné, c'est à mettre à son crédit.

– Bon… Vous voilà rassurée sur la mécanique, n'est-ce pas ? Vous craigniez que cela ne fonctionne plus ?

– Oui, au moins, cette histoire aura eu une utilité… Mais je ne me voyais pas le garder juste comme amant ou *sex toy*, et je pense qu'il avait d'autres attentes. C'est pour cela aussi que j'ai voulu couper…

– Et comment a-t-il réagi ?

– Assez mal, sur le moment. Il a trouvé mes arguments totalement futiles, n'a pas compris qu'une femme « forte comme moi », qui a fait face à des mondes impitoyables, puisse réagir ainsi. Il me voit comme une guerrière, en fait, c'est révélateur, il n'a jamais perçu mes fragilités, il s'est arrêté à la façade. On n'avait pas assez de complicité émotionnelle. D'ailleurs, on n'avait pas le même humour. Son dernier mail se conclut par cette phrase : « Je te souhaite le meilleur, sachant que tu viens peut-être de passer à côté du meilleur ».

Tu poursuis, devant l'air interloqué de Sabine.

– Ça m'a estomaquée, c'est tellement vaniteux. Et puis à la réflexion, j'ai pensé qu'il s'agissait peut-être d'un trait d'humour ? Je sais que je peux être très premier degré... bas du front, je reconnais.

– Qu'est-ce que cela vous raconte toute cette histoire, Paula ?

– Je me dis à nouveau que j'ai un souci. J'ai vu une vidéo d'une psychologue spécialisée dans les relations amoureuses – moi aussi, je regarde des vidéos sur YouTube comme lui, j'avoue. J'adore ces vidéos et j'essaie de m'améliorer, s'il est encore temps...

Depuis quelques mois, tu as découvert ces pépites qui t'éclairent sur les comportements amoureux humains, tu regardes cela comme tu écoutes des podcasts le soir pour t'endormir. Cette prise de recul est salutaire, tu te sens moins seule dans tes névroses amoureuses : attachement frileux, peur du manque, peur de l'abandon, dépendance affective, relations toxiques, déficit d'estime de soi – les sujets ne manquent pas. Sabine a noté le nom de cette psychologue (cela peut l'aider dans sa pratique professionnelle, et peut-être pour elle-même, sait-on jamais, bien sûr, tu ne connais rien de sa vie personnelle). Tu continues ton argumentation :

– Cette femme explique le « clivage » de certaines personnes qui n'accordent pas le sexe et le cœur en même temps... qui donnent l'un ou l'autre, pas les deux. L'attachement tendre ou la sexualité sauvage. Ce qui est intéressant, au passage, c'est qu'elle ne fait quasiment jamais de distinction entre hommes et femmes, ça me va bien cette approche.

– Et vous vous sentez concernée par cette idée de clivage ?

– Si je regarde mon parcours amoureux... j'ai rarement réussi le tiercé gagnant cœur, corps, esprit.

– « Rarement », ce n'est pas « jamais », il me semble ?

– ...

Elle t'amène à te remémorer les moments où tu as vécu l'accord parfait. Avec Pierre, notamment, tu t'es sentie accordée et as même imaginé que vous pourriez finir vos vies ensemble... La séance s'achève ainsi sur cette note positive.

Yes, you can.

Arthur et la spiritualité
3 mars 2023

C'est la fin du repas, moment mousse au chocolat. Arthur a bien avancé dans ses cours, on parle d'autre chose. Une fois de plus, vous vous « discutez » au sujet de la spiritualité. Dans son souci permanent d'objectiver ses points de vue, le plus « scientifiquement possible », il tente de te démontrer à nouveau, par « A + B », que tu n'as pas raison, voire que tu te fourvoies en ce qui concerne cette « transcendance » au-delà de la matérialité, cette fameuse « Puissance Supérieure » qu'il entend souvent évoquée lors des réunions AA auxquelles il continue à se rendre.

– Dieu ne se prouve pas, il se rencontre. Entre la croyance et la science, il y a l'expérience, lui réponds-tu, c'est un vécu subjectif.

Au passage, ce n'est pas ton rôle de le convaincre ou d'évangéliser qui que ce soit. Il aime triturer les idées et les arguments et t'a souvent traitée – à moitié sérieusement – de sorcière, écervelée, faible d'esprit. Un jour, tu as eu le malheur de faire brûler de la sauge du jardin dans le salon en sa présence, il s'en souvient encore (*et alors quoi ? Ça sent bon de toute façon, non ? On en met dans la cuisine aussi...*).

Tu poursuis pour ta défense :

– Si je crois en Dieu, au père Noël, en ma PS, ou quoi que ce soit, c'est mon droit ! Tu n'y adhères pas, je respecte ton point de vue mais ne me casse pas la baraque ! D'ailleurs, Rimbaud que tu admires, je crois, a bien dit : « Je est un autre ». Il parle de transcendance, il me semble ?

– Oui, mais je crains que tu te fasses gourouter dans des sectes.

– Sérieux ?

Rires. Pas de danger, le rassures-tu, mais pourquoi ne pas accepter des croyances différentes et, surtout, ne pas reconnaître que l'on ne sait pas tout ? Selon Confucius, appelé à son tour à la rescousse :

« La vraie connaissance est de connaître l'étendue de son ignorance » devrait être une invitation à l'humilité. Tu ajoutes :

– L'ouverture d'esprit, c'est important, non ?

Il te renvoie à la figure :

– L'ouverture d'esprit n'est pas une fracture du crâne...

Vlan, il aime les formules cassantes et te cite Pierre Desproges, pourtant pas de sa génération. Il craint d'être accusé d'avoir des œillères car il fustige la mouvance spirituelle du développement personnel en vogue, d'après lui malhonnête et parfois toxique. Arthur est sévère envers les approches qui affirment que l'on est responsable d'attirer tout ce qui nous arrive, responsable par conséquent de n'attirer que du malheur pour certains. Il juge ces visions doublement injustes.

– Ça te fait te sentir encore plus nul quand tu vas mal. T'es coupable d'être en dépression, par exemple, ou de te prendre une bombe sur la tête. À cause de tes mauvaises ondes...

– Oui, il y a des abus avec certaines formes de spiritualité à toutes les sauces.

Néanmoins, tu modères :

– On ne peut pas tout rejeter en bloc. Pour moi, la spiritualité, c'est le chemin d'une vie, c'est différent du simple développement personnel...

– En tout cas, je vois beaucoup de choses qui servent surtout à se faire de la tune sur la crédulité. D'ailleurs, tu crois en quoi précisément ?

Arthur te pousse dans tes retranchements, à chaque fois il insiste, veut du concret, du lourd. Comment lui expliquer ta spiritualité à toi ? Elle reste exploratoire, « laïque », universaliste. Loin des dogmes. Tu aimerais aussi lui dire que si tu tiens debout face à lui, sans sombrer dans ses gouffres, c'est aussi grâce à cette spiritualité qu'il fustige. Tu te retiens…

Pendant qu'il finit la jatte de mousse au chocolat, ta réponse a germé…

– Ce que je crois ? Par exemple, que la conscience n'est pas juste le produit d'un organe logé dans un crâne – fracassé ou non d'ailleurs…

– Ah oui ? Arthur tend l'oreille.

– Je crois qu'elle ne serait pas émise par le cerveau, mais serait une dimension supérieure qui préexisterait à tout. Le cerveau n'en serait qu'un réceptacle. Comme un poste de télé qui recevrait de l'info, des contenus…

Arthur te toise.

– OK, et l'inconscient, il se situe où alors ? Là-haut ? (D'un geste de la main, il embrasse le dessus de sa tête.) Même les sociologues disent que l'inconscient collectif existe.

Il regarde le plafonnier de la cuisine, l'air légèrement excédé. Il se fait tard.

Dans la pénombre de ta chambre, avant de glisser dans le sommeil, tu confies Arthur aux soins de toutes les Puissances Supérieures possibles et inimaginables. Puisse-t-il trouver la sienne ailleurs que dans l'ivresse… Les épreuves de spécialités se rapprochent.

Équilibre et intensité
Début mars 2023

Jour de marché ce samedi matin, toute la ville est de sortie, dont ceux qui travaillent en semaine. Chassé-croisé de caddies, paniers pleins d'œufs et de produits frais de saison achetés chez les primeurs, poussettes pleines. En plusieurs années, cette banlieue s'est « gentrifiée », selon l'expression consacrée, avec l'arrivée de familles bien mises, tendance bobo – comme toi d'ailleurs, en choisissant à l'époque cette maison avec petit jardin. Les Parisiens migrants sont de plus en plus nombreux, les loyers étant plus abordables qu'intra-muros. Depuis que tu n'es plus salariée en agence de pub, tu vis à contre-courant des transhumances de cette population active dont tu ne fais plus réellement partie, mais t'accommodes de mieux en mieux de ce rythme « en marge » qui te fait réellement découvrir ta commune, tes voisins, les agents municipaux et tous les troquets du coin, pour les petits cafés qui égrènent tes journées en semaine. *Tiens, ils ont changé de bac à fleurs devant la Poste. Zut, la boutique à jus a fermé à cause du chantier du grand Paris... Le portail de l'école maternelle a été repeint, c'est pas très heureux cette couleur caca d'oie...*

Il fait beau. Tu croises Nicolas dans la rue commerçante principale. Il promène un vieux chien doré, dont la tête est entourée par une collerette blanche, sa truffe au ras du bitume, traquant les « parfums » de la ville masqués par le froid. Nicolas est l'ancien directeur de création avec qui tu as travaillé lors de ton dernier job en agence de pub, avant de vous faire virer l'un et l'autre à la fin du gros contrat qui vous liait à votre énorme client *worldwilde*. Ceci a également sonné le glas de vos carrières publicitaires. À vos âges avancés, il est rare de retrouver un job dans ce milieu. À quarante ans, on est déjà considéré comme vieux... Et franchement, vous aviez suffisamment donné. Vous n'avez cherché ni l'un ni l'autre à vous recaser, « usés » par tant d'années d'adrénaline, vous avez bifurqué.

Avec ta liberté retrouvée, tu as créé, il y a quatre ans, une petite société « unipersonnelle », centrée sur l'écrit et l'accompagnement des « belles histoires », des marques, des personnes. À la tête de ta mini-entreprise et de ton nouveau destin professionnel, ta vie a été recalibrée dans une nouvelle géométrie de revenus réduits et un temps retrouvé. Apprivoiser les journées de travail solitaire « à la maison » fut un changement radical par rapport à ta carrière effervescente de publicitaire. Il t'a fallu un moment pour t'y habituer.

Aujourd'hui, cette disponibilité te permet de te consacrer davantage à Arthur et à son projet de « réinsertion ».

Avec Nicolas, dans votre agence, vous avez connu grandeurs et décadences : voyages au bout du monde pour des tournages, tutoiement des sommets hiérarchiques, côtoiements des plus grands photographes et réalisateurs, fastes apparents, sous la haute pression et la tyrannie d'une cliente toute-puissante, qui a envoyé au tapis nombre de ses collaborateurs et de ses fournisseurs. Burn-out, licenciements, dépressions... Ah, le pouvoir de ceux qui détiennent les cordons de la bourse, même de manière éphémère... Vous vous êtes serré les coudes dans ce qui fut un enfer, vous confiant souvent l'un à l'autre. C'est l'époque où Arthur buvait comme un trou jusqu'au bout de la nuit au fond de la cave.

Nicolas, comme à son habitude, est élégant, pantalon blanc, doudoune crème, barbe de trois jours plutôt bien taillée. Quelques fils d'argent éclairent dorénavant ses cheveux noirs.

– On prend un café ?

– Avec plaisir.

Vous allez vous installer au calme à l'intérieur du bistrot, à une petite table le long de la vitre. Une gamelle d'eau est posée devant « Bichette », c'est le nom de la chienne.

– Et ton fils, comment ça va ?

– Il va mieux, il a repris des études et essaie de repasser le bac... Dans trois semaines auront lieu les épreuves de spécialités...

– Génial !

– Oui, mais ça demeure fragile. Il est resté si longtemps off...

Il t'interrompt :

– Ces enfants-là, ce ne sont pas eux qui sont malades, ils vont bien. Ils ont raison de ne pas vouloir rentrer dans ce système de merde. C'est la société qui est malade, nourrit le manque et l'insatisfaction.

– Peut-être... c'est vrai qu'il y a de plus en plus de jeunes en souffrance.

Il est plus facile d'incriminer le « système » que ta « mauvaise éducation » ou la faute à « pas de chance »... Nicolas poursuit :

– Tu vois, moi, j'ai renoncé à l'entretenir ce système, je vis là sur mon capital.

Il t'explique qu'il a décidé de ne plus rien faire, et d'attendre d'être complètement à sec.

– Je dois travailler encore plusieurs années, mais je verrai bien... J'ai arrêté cette course pour le confort. Car tu vois, ce confort, c'est aussi ce qui a tout pourri. Regarde l'état de la planète... les inégalités, la pollution, les perturbateurs endocriniens et tout ce qu'on ne voit pas. Donc, je promène mon chien. Dorénavant, je recherche l'équilibre plutôt que l'intensité... C'est un vrai choix... Aujourd'hui, j'ai choisi l'ÉQUILIBRE. On ne peut pas tout avoir. Je veux être peinard et ne pas faire de mal...

La dernière discussion avec lui quelques mois auparavant te revient en mémoire.

– Tu n'avais pas l'idée, quand on s'est croisés la dernière fois, de devenir pâtissier ?

– Surtout pas ! En fait, les sucres, c'est une saloperie aussi, ça nourrit les tumeurs, tu sais ? Je ne veux plus rien produire de toxique. Encourager les addictions, la course pour combler le manque. On est une société qui crée la surconsommation et le désir insatiable.

Tous addicts ? Des bouquins ont été écrits là-dessus... Il enchaîne :

– Et au fait, Arthur, il en est où de ses addictions ?

– Il essaie de se battre, il est courageux, mais tu sais, l'alcool...

– Oui, l'alcool, c'est vraiment une drogue dure, on a tous un truc, moi, ça a toujours été le tabac.

Tu le revois, clope au bec sur les tournages ou dans l'*open space*, même lorsque c'était interdit.

– D'ailleurs, là, je dois faire une batterie d'examens. J'en ai pour dix jours, décortiqué sous toutes les coutures le Nico.

Il boit son café, sans sucre. Tu l'écoutes attentivement, il paraît calme, trop calme.

– J'ai une tache au poumon. On doit aller regarder de plus près ce petit nodule. C'est pas cool mais je préfère...

– Tu as bien raison, autant faire les examens... Mieux vaut affronter la réalité qu'une montagne d'illusions...

Tu es bien placée pour savoir que le déni est le premier obstacle à franchir et non des moindres. Cette ombre au tableau, cette sagesse, ce courage te touchent...

Bichette semble avoir dépassé son quota de patience. Elle s'agite avec sa collerette et écourte votre conversation. Vous convenez de déjeuner ensemble prochainement et tu lui souhaites le meilleur pour ses examens. Tandis que la silhouette de Nicolas s'éloigne, précédée par Bichette en grande forme, une expression te vient à l'esprit : « chienne de vie ».

Révisions
Début mars 2023

Aujourd'hui, comme presque chaque jour, vous vous réservez un moment de révision. Ceci implique que d'abord, tu lises et absorbes le chapitre en question avant de l'interroger à l'oral, en lui posant des questions. Cette fois, le sujet concerne le *capital* et ses différentes formes. Pendant que tu parcours rapidement le chapitre pour en gober l'essentiel, Arthur te lance :

– Marx, lui, tu t'en souviens au moins ?

– Bien sûr, mon chéri. Il y a ceux qui ne possèdent que leur force de travail, et ceux qui détiennent les outils de production et peuvent donc les exploiter... Le but de tout cela étant l'accumulation du capital par les profits. Toujours plus...

(Un flash : souvenir de ces réunions budgétaires avec les Américains du siège au sein de ton grand groupe, dont le sujet récurrent était d'assurer le taux de profit à deux chiffres à l'actionnaire, quel que soit le contexte économique d'ailleurs, la seule variable d'ajustement étant les licenciements... Sacré job. Tu as travaillé plus de 30 ans pour les fonds

de pension américains, certains retraités de Floride ont dû recarreler leur piscine grâce à toi.)

– OK, d'accord. (Il semble rassuré par ta maîtrise du sujet). Pose-moi ta question alors.

Tu te lances :

– Combien de formes de capital existent selon Bourdieu ?

Il te détaille avec enthousiasme les quatre formes de capital décrites par le sociologue : économique, culturel, symbolique et social. Intéressant, tu le félicites et ajoutes ne pas te souvenir avoir abordé le sujet de manière aussi complète lors de tes études. Il développe :

– Et le capital culturel, ce n'est pas juste évalué subjectivement, ce serait trop facile. C'est objectivable avec des mesures concrètes : combien de fois on va au cinéma, faire des expos..., etc. Moi, par exemple, je suis bien conscient d'avoir eu la chance de grandir avec un bon capital culturel, même si j'ai été décrocheur... Avec tous les livres qu'on a à la maison, les voyages que j'ai pu faire avec toi... je suis vraiment privilégié.

On ne naît pas sous la même étoile, c'est certain, et les injustices et inégalités peuvent prendre bien des formes, mais ouvrir ce débat vous mènerait trop loin.

– OK, ben, justement, décris-moi précisément ce qu'est l'habitus selon Bourdieu ?

Vous travaillez encore un peu, puis vient le moment de la pause, il lui reste une dizaine de chapitres pour finir son programme, intensivement comme il pratique ses séances de sport, et les choses de sa vie en général. Il ne sait rien faire à moitié.

Dîner de célibataires
Mars 2023

Cette tentative avortée avec Philippe t'a coupé l'envie de retourner folâtrer sur le site, marquer une pause avec le virtuel te semble salutaire. Quelques années après ta séparation avec Olivier, tu as connu un autre « canal » de rencontres, « le dîner de célibataires », pour éviter de puiser dans le vivier des jeunes recrues de ton agence ou parmi tes collègues côtoyés quotidiennement. Explorer tous les moyens possibles pour faire de belles rencontres et... s'en remettre au destin, à sa « Puissance Supérieure », ou bonne étoile : voilà ta philosophie.

Advienne que pourra, *Alea jacta est, Mektoub, inch'Allah*... Il y a des nuances dans toutes ces négociations avec le destin... Reste qu'en matière de rencontres amoureuses, tu te fierais plutôt à l'idée que « 100 % des gagnants ont tenté leur chance ». Cette brillante tautologie publicitaire inventée à l'époque pour la Française des jeux a marqué les esprits mais vaut aussi pour le marché de l'amour. Tenter sa chance, en l'occurrence, signifiant dans ce cas : sortir de chez soi, de sa coquille et sa zone de confort... Bref, il faut jouer la partie. Le beau chevalier blanc ne va pas se pointer comme ça, sur le perron d'une sexagénaire cloîtrée dans son pavillon de banlieue. D'où ta réinscription aux dîners de célibataires.

La soirée, espères-tu, sera bénéfique, ne serait-ce que pour ouvrir tes chakras, te confronter directement à la matérialité de l'Autre, aux énergies, aux cinq sens... Un mini-challenge à chaque fois pour éprouver ta capacité à créer de nouveaux liens avec des inconnus, femmes et hommes. Se pointer la bouche en cœur en se présentant, un verre à la main, parmi des groupes déjà constitués et engager la conversation ex nihilo est un exercice qui exige une certaine audace. Avec de « vraies » gens, dans un « vrai » lieu, on n'active pas les mêmes neurones qu'en fantasmant sur son clavier et en se planquant.

Ces dîners *classy*, aux convives triés sur le volet par l'organisatrice, Lou, se déroulent comme toujours dans un beau lieu, déco léchée ou tendance, *dress code* imposé. « Chic décontracté » « dîner en *black and white* »... Contrepartie d'un prix relativement élevé, on est loin de la cantine, il y a un filtre par la motivation et le porte-monnaie.

Reproduction sociale dirait Arthur, pas faux. Lou par ailleurs fait passer en amont du dîner un « entretien » aux nouveaux membres.

Ce soir, le repas a lieu dans un restaurant italien derrière la tour Eiffel. Le charme de l'Italie et sa dolce vita, quelles que soient les interactions avec les convives, te garantissent de passer un bon moment. Un peu de légèreté fait du bien. Les serveurs sont aux petits soins et, à peine débarrassée de ton manteau, te voilà avec un verre de vin blanc à la main, cela donne d'emblée plus de prestance. Ah, le rituel de l'alcool... Lou présente les personnes déjà là par leurs prénoms (mais *comment fait-elle pour se souvenir de tout le monde ? A-t-elle un trombinoscope caché ?).*

Les discussions s'amorcent, par petits groupes. Avec Lou, vous accueillez une nouvelle, petite cinquantaine, belle blonde, dont c'est le premier dîner de ce type, pleine d'énergie, prête à en découdre, qui décline son CV du moment.

– Je commence un nouveau job. Passionnant. Redémarrage complet et je viens de divorcer !

Ah ben oui – Regard entendu avec Lou – *comme beaucoup d'entre nous.* Dans cette assemblée tirée à quatre épingles, au féminin comme au masculin, chacun essaie de donner le change, et affiche un sourire de mise, pas toujours naturel, ça se comprend. La nouvelle recrue ajoute, cherchant votre approbation, à Lou et toi :

– Enfin, c'est pour le meilleur, n'est-ce pas ?

Lou, divorcée, expérimentée en la matière – elle a ton âge et un parcours amoureux également fourni – et professionnelle des relations amoureuses, lui rétorque, un sourire dans les yeux, en te jetant un regard complice :

– Bien sûr... Le meilleur... ou le pire parfois ! Ça arrive aussi !

La langue de bois n'est pas de mise avec Lou. Eh oui, ça arrive, tu es bien placée pour le savoir... *On peut même récidiver en matière de divorce, quand on a franchi le cap une fois...*

Mais tu gardes cette réflexion pour toi... La blonde continue son tour de piste pour être présentée aux autres convives. Puis, c'est le passage à table, les placements ne sont pas prévus, c'est toujours un moment critique.

Lou veille à une relative alternance hommes/femmes. Une parité de bon ton. Il est rare de ne pas tomber sur au moins un voisin sympa, et on lie connaissance facilement sous les lumières tamisées... À ta gauche, Édouard, avocat, se révèle assez drôle, ça fait longtemps qu'un homme ne t'a pas fait rire. Disons que son humour un peu désabusé te sied à merveille. Une bonne connivence s'installe entre vous, ça fait du bien. *Il n'aurait pas du charme cet homme-là ?* Pourtant à première vue, il n'était pas vraiment ton genre. *C'est quoi ton genre d'ailleurs ?*

La soirée s'écoule tranquillement, le repas s'achève, place aux choses sérieuses, le son monte, certains dansent entre les tables, quelques rapprochements se font... Tu te risques sur un ou deux morceaux, histoire de te défouler, de brûler de la calorie, ça faisait longtemps.

Les gens se mélangent. Çà et là, quelques bribes de conversation attirent ton attention : « Non, je ne suis pas là pour trouver l'âme sœur... Juste rencontrer des gens, des nouveaux amis ». Bien sûr, un besoin bien naturel... mais lorsqu'un type qui plaît s'intéresse à une autre pendant le dîner, c'est le drame. « Ces dîners sont nuls, les gens ne sont vraiment pas ouverts », t'explique ainsi une femme qui part précipitamment et que tu croises à l'extérieur, alors que tu es partie vapoter dehors là où attend son taxi, remontée à bloc et perchée sur ses Louboutin. Il se fait tard, tu regagnes ta table cernée par les danseurs où Édouard est toujours assis. La belle blonde du début, son manteau sur l'épaule, passe vous dire au revoir et donne sa carte à Édouard – *Alors, OK, on s'appelle pour déjeuner ?* Elle n'a pas perdu de temps...

Tu as passé un bon moment, c'est ce que tu te dis en rentrant chez toi. Es-tu réellement prête à attaquer le gibier ? Certaines femmes ont un esprit de conquête plus développé que le tien, apparemment...

Injonctions et injections

À ce dîner de la veille – tu as failli écrire de la vieille – toutes les femmes, les hommes aussi, sont arrivés « tirés à quatre épingles », ou « tirés » tout court pour certaines et certains. Référence au botox et à la chirurgie esthétique qui vient parfois rehausser une prestance, une allure, un front. Quelques femmes, de ton âge même, avaient l'air de poupées, d'autres d'Amazones montées sur des échasses. Pas trop ton truc, tout cela, d'abord parce que le *trip bimbo* n'a jamais correspondu à ta personnalité, ensuite, l'état de tes pieds ne te permet plus de mettre ces charmants talons hauts qui donnent du tonus à une silhouette, affinent le galbe d'un mollet avec grâce. Tes pieds sont aujourd'hui ce que ton corps a produit de plus laid, déformés par un méchant hallux valgus et des orteils en griffe – encore appelés orteils en marteau – t'interdisant désormais de nombreux modèles de chaussures. Ce n'est pas avec cet attribut que tu choperas, telle Cendrillon, un Prince charmant. Au moins, celui qui aimera tes pieds sera capable de t'aimer tout entière ! Ce sera le *crash test*.

À ton habitude, ce fut passage chez le coiffeur avant le dîner. Cheveux plus courts, plus longs ça risque de faire vieille sorcière et ça alourdit, déjà que tout tire vers le bas. Carré dégradé – il faut éviter trop d'austérité symétrique – brushing, quelques mèches éclaircies pour donner de la luminosité. Les couleurs s'affadissent en vieillissant, le gris envahit tout, le teint, les cheveux. Plus l'éclat naturel intérieur se perd, plus il doit être rehaussé par des artifices extérieurs. D'où les vieilles rombières couvertes de bijoux. Tu n'en es pas là non plus et limites la quincaillerie. « Le port d'abord », a coutume de dire l'un de tes amis, ancien publicitaire. À bien orthographier, tant les porcs sont à l'honneur depuis quelques années. Le mouvement « Balance ton porc » a remis les pendules à l'heure en matière de harcèlement sexuel et domination masculine.

La dictature du beau, de la jeunesse, minceur et fermeté, reste de mise. Cela ne t'a jamais échappé dans tes programmes de remise en femme. Depuis bien longtemps, dès tes quarante ans, dans ton milieu de la publicité où il s'agit de manier l'image et où le jeunisme est à l'honneur comme dans beaucoup d'autres, essayer de ralentir les effets du temps sur ton physique a été une quête, un marathon pour « tenir bon ». Bien sûr, cela fait belle lurette que tu ne cours plus après tes vingt ans, mais juste après cette certaine « tenue » pour rester dans le jeu.

À cet égard, l'hypocrisie des discours ambiants t'a toujours fascinée.

Celles qui ont recours à la chirurgie esthétique sont souvent stigmatisées, on pointe du doigt par exemple des actrices, ou femmes en vue et à voir, qui seraient passées sur le billard, comme s'il s'agissait d'une tare, et l'on se désole ou se délecte de ses ratés. Il faudrait arriver à bien vieillir et rester photogénique, le tout naturellement. Injustice de patrimoine génétique alors ? Lors de ton dernier job en agence de pub, un tournage pour un produit anti-âge cosmétique te permit de rencontrer des femmes qui avaient eu recours au bistouri et ne s'en cachaient pas. L'une d'elles, interviewée en marge du plateau pour réaliser un « *making-of* », te dit : « Je préfère être refaite plutôt que défaite ».

Pour ta part, tu n'hésites pas à avoir recours à de la médecine esthétique, des injections pratiquées de temps en temps par une dermatologue de confiance, ne poussant pas à la consommation. Cela, tu ne le cries pas sur les toits, mais apprécies quand on te dit que « tu as l'air en forme » ou « reposée » (Non, je sors de chez le dermato). Injection contre injonction à rester plus jeune, plus belle...

Mieux, tes dividendes gagnés par ta petite entreprise ont été investis un an auparavant dans ton « capital apparence », à savoir un lifting, après plusieurs années de réflexions – car il ne s'agissait pas de se retrouver la « tronche en biais » à la Mickey Rourke ou lisse comme Michael Jackson.

L'identification du bon « chir » qui te garantirait un résultat naturel fut aussi difficile et exigeante que de trouver le bon psy, celui qui traite l'intérieur de la tête. Tes « bajoues » et ton cou qui se mettaient à pendre te déprimaient autant que ton nouveau célibat de sexa. Les visioconférences à partir du confinement ont été redoutables à cet égard, ton reflet de profil t'est littéralement sorti par les yeux, ce fut le déclencheur.

Quand tu avais fait part de ton projet à Arthur, il commença par se révolter et surtout s'inquiéter... Comment allait-il retrouver sa mère ?

Après ton passage sur le billard, qui eut lieu quelques jours après l'enterrement de ta maman – cynisme du calendrier – pour te remettre l'ovale d'aplomb et le cou d'équerre, il te reconnut malgré tout et, au fil des semaines, apprécia même le résultat de la manœuvre.

– Finalement moi aussi, quand j'aurai ton âge, je le ferai si je peux, je n'aimerais pas avoir le cou de dindon.

Bien futile tout cela ? Utile dans un monde où existe le « *Pretty Privilege* » – expression anglo-saxonne – pour désigner ce facteur d'inégalité. Un de plus. C'est Arthur qui te parle souvent de ce concept : être beau ouvre plus de portes dans la vie. Dans son ouvrage *Comment le capitalisme contrôle nos corps*, Jennifer Padjemi explique que la beauté ne serait pas totalement subjective, mais le résultat de multiples représentations imposées malgré nous par l'industrie, amplifiées par les réseaux sociaux, qui façonneraient nos attirances. Cet effet de halo de la beauté, considérée socialement comme une valeur suprême et facteur de réussite, a même été mesuré. Selon une étude d'Harvard, partout dans la société, la beauté agit comme un privilège. (Les personnes jugées attirantes bénéficieraient de rémunérations de 10 à 15 % plus élevées, les peines de prison des personnes considérées comme laides seraient de 20 % plus lourdes...)

Le *Pretty Privilege* touche en priorité les femmes, mais pas que... se traduisant en un « *virility privilege* » pour les hommes, correspondant aux codes de la masculinité. Mais eux, plus ils vieillissent, plus ils se bonifient. À la différence des femmes... Injuste, non ? (*Cela dit, ça ne fonctionne pas vraiment pour tous les hommes,* penses-tu...).

Cumuler les stigmates : être une femme, qui prend de l'âge, célibataire, est un exercice délicat. Alors, bon, tu continues à te prêter au jeu, autant que tu le peux, en bricolant avec les moyens du bord, et décides de reprendre un rendez-vous prochainement avec ta dermato.

On devrait proposer aux sociologues de créer une catégorie en plus de celles de Bourdieu, le capital « apparence physique ». Un bon sujet de discussion en perspective avec Arthur.

Belle après 50 ans

Il se trouve que tu as rencontré Fred récemment : Il est beau, complice, sportif, ex-danseur, aujourd'hui maquilleur de femmes célèbres qui jouent leur vie et leur image sous les projecteurs et ses pinceaux. Leur peur abyssale du défaut qui va attirer la lumière du mauvais côté le rapproche de ces stars – actrices, chanteuses, humoristes – qui ne sont plus des perdreaux de l'année (au-delà de la cinquantaine, comme dans le monde de la pub, votre ticket n'est plus valable). Car oui, Fred « make-up artist » est là pour les embellir ces femmes, mais aussi pour les écouter, s'intéresser à leurs moi et émois les plus profonds, pour consolider avec sa palette de couleurs et ses mots, leur frêle confiance, d'autant plus fragile qu'elles prennent de l'âge.

Dans le secret des loges, juste avant le show, il recueille leurs confidences sur le fauteuil, tandis qu'il œuvre au pinceau pour rehausser les traits d'un visage parfois fatigué, accentuer un éclat, ponctuer un regard, il écoute, il s'intéresse aux fragilités, aux peurs légitimes avant d'affronter une caméra, de monter sur un tapis rouge.

Il évoque avec tendresse les insécurités de *diiingue* de celles qui doivent prendre la lumière, comme il se plait à dire avec son accent toulousain qu'il n'a pas perdu malgré sa fréquentation du *Beautiful* Paris. S'il connaît tout des blushs, des ombres et reflets, ce qui l'intéresse au-delà des paillettes et d'une courbure de cils, c'est ce qui se passe à l'intérieur des cœurs, *under the skin*, dans les tréfonds de l'âme des femmes.

Lui-même d'ailleurs poursuit un « travail personnel » acharné (depuis plusieurs décennies) et vous en discutez ensemble. Il aime à répéter qu'il « faut d'abord et surtout faire le boulot en profondeur », sur soi s'entend, et tu n'es pas loin d'adhérer à cette vision.

Un autre de tes amis proches t'a dit un jour : « La thérapie sert à supporter ceux qui n'en font pas ». Une vision qui peut paraître énervante et élitiste… Mais se connaître dans ses lumières mais aussi ses ombres n'aide-t-il pas à mieux déceler et supporter celles des autres ?

Fred représente sans conteste l'homme parfait pour une femme comme toi, à la fois léger et profond, hormis le fait qu'il est homosexuel, ce dont il ne se cache pas non plus d'ailleurs.

Ce qui permet des confidences plus qu'intimes, sans fard entre vous.

« Vous les femmes, qu'est-ce que vous subissez avec le regard de ces hétéronormés. Tout tourne autour de leur teub »… C'est dit.

Vos conversations sont crues, authentiques. Le site qu'il a créé, « Belles après cinquante ans », où il prodigue des conseils via des tutoriels de pros à toutes les peaux vieilles ou moins vieilles – est un acte militant. Toutes les femmes, stars ou pas, ont le droit de se sentir matures et belles.

Un vrai coup de foudre amical.

La Plateforme
9 mars 2023

En parallèle de ces épreuves du bac, un autre parcours du combattant est à mener, administratif celui-là. L'orientation sur Parcours Sup, la plateforme informatique centralisatrice des vœux des candidats, de leurs espoirs, et déceptions aussi pour leurs études post-bac. Système de sélection informatique qui permet de gérer le grand marché des formations offertes aux candidats selon leurs profils. Plus de 900 000 élèves sont ainsi passés à la moulinette, auxquels sont proposées 23 000 formations « reconnues » par l'État.

Comme pour toutes les grandes administrations françaises, l'heure est à la dématérialisation. Assurance maladie, Assurance retraite... Parcours Sup : Assurance Avenir pour les étudiants qui s'engouffrent dans un cursus d'études après leur bac ?

Nombreuses sont les frustrations quand en fin de dégrossissement des candidatures par l'algorithme et des affectations entre mars et juillet, une flopée d'étudiants restent sur le carreau... d'après ce qui se dit et se lit, ce qui n'est pas pour rassurer Arthur.

Ce système pourrait même en décourager certains de poursuivre leurs études et suscite de nombreuses polémiques...

Pour son inscription sur la plateforme en décembre, quelques mois auparavant, tu t'es renseignée auprès du rectorat pour savoir comment sont intégrés les candidats libres. « Le numéro de candidat au bac devrait suffire », t'a-t-on garanti. Il sera traité équitablement, tu ne peux qu'espérer.

La formulation des vœux se clôture en mars et lors du remplissage du dossier, tu tentes de l'assister – il s'agit de ne pas se louper.

Arthur est déterminé dans le choix de sa filière « sociologie », mais parfois désemparé face à des subtilités administratives.

Comment remplir certaines rubriques alors que sa scolarité ces dernières années constitue un vide abyssal ?

– Tu aurais eu un cancer ou un grave accident, tu en parlerais, non ? Pourquoi ne pas évoquer simplement des problèmes de santé qui ont affecté ta scolarité ?

Arthur te lance :

– Quelle fac voudrait d'un asocial ou d'un phobique ?

Vous vous accordez sur ce point : parler de santé, sans aller jusqu'à évoquer la santé mentale.

Cette dernière reste globalement stigmatisée. Revendiquer une phobie scolaire alors qu'on postule dans une fac est un pari dangereux.

Après moult versions et reformulations, vous parvenez à la rédaction d'un texte qui expose la situation d'Arthur de façon constructive. « Son interruption de scolarité pour raisons de santé l'a amené à réfléchir tout particulièrement et en profondeur à son projet de vie professionnelle. En retrait, il a eu le temps de mûrir pleinement son envie d'étudier la société et de devenir sociologue. »

Par ailleurs, Arthur renseigne abondamment la rubrique Activité et centres d'intérêt, mentionne ses excellentes performances aux échecs, son appétence pour le sport, l'écriture, ses résultats exceptionnels au TOIC (test d'anglais passé un an auparavant que sa pratique assidue de jeux vidéo et le visionnage de séries en VO lui ont permis de réussir haut la main).

Après des heures de relecture, la valse-hésitation entre les facultés de sociologie choisies dans la liste de ses préférences, il finit par cliquer.

Le dossier est envoyé, un dossier qui assurément sort des clous, cela fera-t-il l'affaire ?

Pour Arthur, encore plus que tout autre candidat, le poids des notes de spécialité qu'il va passer, notamment de sciences économiques et sociales, est déterminant.

D Day
20 mars 2023

C'est le premier jour d'examens de spécialités du bac. Arthur a très mal dormi, mais tu l'as rassuré, il va pouvoir assurer. « C'est normal, mais tu verras, on puise toujours dans ses ressources. »

Triple vérification des papiers : convocation, pièce d'identité et autres indispensables : stylo qui marche... *Ce serait trop bête...*

La veille, vous avez fait le repérage des lieux avec le GPS pour évaluer temps et distances. Toutes les épreuves d'Arthur se déroulent dans le « 9-3 », il s'est inscrit alors qu'il vivait à Montreuil et dépend de l'académie de Créteil. Les trajets vont être longs, puisque vous vivez à l'Ouest et qu'il faudra anticiper les embouteillages, il ne s'agirait pas d'être en retard. *On ne prend pas de risque.*

La liste des convocations qu'il a reçues sur son espace personnel de candidat du bac laisse présager d'une véritable tournée touristique dans les établissements de communes de ce département, dont la plupart te sont inconnues. Une trentaine d'épreuves à passer au bas mot, dont ces deux majeures par les coefficients qu'elles représentent qui ont lieu maintenant.

Les épreuves autres que ces spécialités se dérouleront de fin mai à mi-juin, y compris le Grand Oral, important en termes de coefficient, et symboliquement pour Arthur : il se retrouvera en scène face à deux enseignants de l'Éducation nationale à faire son « show », après avoir déserté l'institution pendant plusieurs années. Le Grand Oral est encore loin... Pour l'instant, on ouvre le bal avec l'épreuve écrite de « sciences économiques et sociales », en quatre heures de devoir sur table.

Au-delà de l'aspect matériel que tu tentes d'aplanir ce dont il est reconnaissant – « j'ai de la chance d'avoir un chauffeur » – (« une chauffeuse » serait plus juste...)... c'est la préparation psychologique qui est déterminante. Pour Arthur, ces examens sont avant tout une mise à l'épreuve de ses capacités à gérer son anxiété et ses fragilités. Au-delà des savoirs et savoir-faire, c'est son savoir-être par rapport à une performance attendue qui est en jeu.

Il doit se méfier en priorité de sa peur de l'échec, de son perfectionnisme, de la pression qu'il est capable de s'infliger. Éviter l'autosabotage, optimiser ses ressources et points forts plutôt que de s'obséder sur ses lacunes. Surmonter la panique et les blocages. Il teste sur le terrain sa capacité à réussir, il éprouve les progrès réalisés par rapport à ses phobies sociale et scolaire. Il le sait, *l'ennemi est à l'intérieur.*

Heureusement, les bons résultats de l'année passée ont construit un socle sur lequel il peut capitaliser. Mais tout est toujours fragile, c'est une construction pas à pas de la confiance en lui, cette qualité fondamentale, ce carburant que rien ne peut remplacer.

Ces dernières semaines, tu t'es attachée à faire descendre la pression. Ta stratégie ? Continuer à positionner cette affaire comme un jeu, telle une partie d'échecs dans laquelle il est capable d'exceller.

« On ne peut pas tout savoir, il y aura toujours des trous, mais bricole avec ce que tu possèdes, tu as acquis de super bases, amuse-toi, utilise tout ce que tu peux.... Tes capacités de langage, de réflexion... ta maturité... tu n'as rien à perdre. C'est déjà très courageux de passer ce bac en candidat libre... Optimise... Avance, même si un point te bloque, produis quand même quelque chose. » Ce dernier point est un principe que tu essaies de t'appliquer aussi.

Enfin, Arthur est prêt physiquement, il est passé quelques jours auparavant chez le coiffeur, s'est rasé de près, a choisi un style sobre et élégant. Il veille beaucoup plus à son look ces derniers temps, et a agrémenté sa tenue d'un bandana rouge vif pour éclairer le noir de son jeans et de son blouson. Tu l'encourages à respecter son corps pour se « tenir » et se sentir au mieux dans ses baskets. *Il est beau, mon fils*, penses-tu fièrement, tandis que vous montez dans la voiture.

Quelques révisions « last minute » sur la A86 à sa demande : tu lui lances au hasard des sujets : « inégalités sociales », par exemple, et c'est parti. Il te présente un plan théorique et les idées clés qu'il devrait développer. *Zut, ça bouchonne, heureusement, on a pris de la marge.* Sujet suivant... ça fuse, ça rebondit... Ainsi, il est remonté à bloc lorsqu'après plus d'une heure de trajet bien ralenti par les embouteillages, vous arrivez sur le lieu fatidique du rendez-vous. Une foule est déjà amassée devant ce lycée professionnel, avec quelques petites grappes d'élèves se connaissant, papotant avant que les portes ne s'ouvrent et que l'accueil des candidats démarre. Beaucoup d'émotions s'en dégagent. Agitation, mouvement, rires par bravades ou, au contraire, concentration, calme. Tension pour la plupart sans doute.

– Maman, c'est bon, laisse-moi là.

– OK, mon chéri, vas-y. Ça va bien se passer.

Il s'éloigne et avance vers l'attroupement. Dans le rétroviseur avant de redémarrer, tu le vois se faufiler, son pas est affirmé, il disparaît et se fond dans la masse.

Arthur est parti plancher durant quatre heures. Tu n'aurais pas parié là-dessus trois mois auparavant.

Tu pars à la découverte du centre-ville de cette commune peu avenante à la recherche d'un troquet chaleureux pour te poser avant de rentrer à la maison. Savourer cette étape, première satisfaction. Advienne que pourra.

À la fin des quatre heures, tu attends avec appréhension le coup de fil. Le numéro d'Arthur s'affiche enfin.

– Alors ?

– Écoute, ça va, je crois que j'ai fait un truc...

– ... Super. Et t'as eu quoi comme sujet ?

– J'ai pris « l'engagement citoyen chez les jeunes ». J'aimais bien. J'ai réussi à dire tout ce que je voulais, je pense... Ben, j'espère avoir plus que la moyenne.

– Bravo, au moins, tu as sécurisé l'affaire !

– Ouf, c'est fini, quatre heures, qu'est-ce que c'est long... Il faut que j'te raconte un truc...

– Oui ?

– Quand je suis arrivé à l'entrée au milieu de tous ces ados, la fille de l'accueil m'a demandé si j'étais l'examinateur !!!

Le comble...

– C'est vrai que j'ai l'air d'un daron maintenant... Énorme, non ?

– Ben... pour un élève déscolarisé, tu t'es plutôt bien intégré !

Up and downs
Avril 2023

Après le passage des épreuves de spécialités, la pression retombe, Arthur et toi en attendez les résultats qui doivent être connus le

12 avril, afin d'être versés au dossier Parcours Sup pour son orientation. Routine habituelle : cours particuliers, sport, quelques réunions AA pour Arthur. Pour ta part, plus de recherches d'amoureux en vue. Une autre expectative te tient en alerte.

Le matin de la publication des fameuses notes, une certaine fébrilité qui ne dit pas son nom vous agite. Il va te falloir être patiente, ils ne sont publiés qu'à 16 heures et c'est Arthur qui pourra les consulter, toi-même ne possèdes pas les codes d'accès. Lâcher prise... essayer de ne pas trop le relancer quand l'heure approche. Il est parti dans Paris, il te faut attendre le coup de fil fatidique en faisant mine de vaquer à tes occupations.

Enfin vers 16 h 15, déflagration lorsque son numéro s'affiche. Anxieuse, tu essaies de contenir ton « alors ? » afin qu'il ne sonne ni angoissé ni exigeant mais ton cœur bat à tout rompre et Arthur t'annonce, avec un sourire triomphant dans la voix :

– 15 en philo, 18 en SES !!!

– Quoi ?!?!

Muette, tu n'oses d'abord y croire avant de lancer :

– C'est magnifique, merveilleux. Extraordinaire !!! Bravo, mon chéri !

C'est le plus beau jour de ta vie. Au moins.

Il est faible de dire que les mots te manquent pour décrire cette joie profonde, ce soulagement soudain, ta fierté aussi de mama corse. Des images de bonheur affluent dans ton cerveau, un flot de vie impétueux qui semble reprendre son cours. L'instant est béni. D'ailleurs, en ton for intérieur, tu rends grâce à ta « Puissance Supérieure ». Arthur a bien manœuvré et sur ce coup-là pour une fois, les vents contraires ne se sont pas levés.

Dans la foulée, Arthur appelle Olivier et de ton côté, tu préviens Romain et Raphaël ainsi que ton frère. Le bonheur se partage, cela fait si longtemps que tu n'as pas ressenti un tel apaisement. Combien d'années ?

Merci – merci – merci. Tu n'as plus l'habitude de cette sensation, cette douceur presque violente. La vie est gentille, parfois.

Ces bons résultats sont plus qu'une collection de petits chiffres, ta réaction peut paraître exagérée sinon hystérique pour qui ne connaît pas l'histoire qui les précède. La phobie scolaire, les échecs répétés, la confiance détruite, le sentiment pour ton fils d'être hors de la meute qui construit son avenir. Et puis, plus fondamentalement, ils sonnent le glas de la malédiction, Arthur ne pourra plus dire qu'il n'est pas capable ou qu'il est foutu. C'est la preuve mathématique d'un retournement possible.

Tu goûtes pendant quelques jours à cet état de paix retrouvée et annonces dès le lundi qui suit la bonne nouvelle à tes amis. Que de chemin parcouru ! Ici, la joie se partage, comme les peines, les belles histoires créent des embryons d'espoir pour tous.

Mais la paix est de courte durée.

Passée l'euphorie, une tension s'installe subrepticement de nouveau à la maison. Impalpable, et réelle, une menace qui te traverse l'échine.

– J'ai envie de boire, t'avoue-t-il un matin, maussade.

– Que dire ? Que faire ?

– Tu soupires, puis l'encourages à résister. Seule dans ta chambre, tu te plonges dans ta littérature, notamment les pages concernant la rechute. Relis la première étape du programme : « Nous avons admis que nous sommes impuissants devant l'alcool et que notre vie est devenue incontrôlable ».

Cela fait maintenant trois mois qu'Arthur n'a pas bu une goutte d'alcool, c'est la première fois qu'il « tient » aussi longtemps, depuis ses quinze ans. Il tente encore de contrôler, tu l'encourages bien sûr, mais il est dur pour toi de résister à la peur. Le mal est toujours là, sournois. Arthur intensifie ses entrainements, continue à faire quelques réunions AA.

L'excitation ne semble pas retomber. Une excitation teintée d'irritation, celle que créé le manque. *Le craving*[17]. En lui, c'est toujours la guerre.

Najac
20 avril 2023

Quand Arthur a recommencé à s'alcooliser massivement, il y a maintenant quinze jours, après ses excellents résultats aux épreuves de spécialités du bac, il t'a paru préférable de ne pas annuler ton séjour de retrouvailles familiales, prévu de longue date dans un village du Tarn, mais de l'emmener à proximité. Tu as loué en urgence un mini-chalet en bord de rivière à Najac, à une vingtaine de kilomètres de chez tes cousins.

Il t'était impossible de le laisser seul à la maison, même avec Olivier à quelques kilomètres, de partir, la peur au ventre. L'espoir était que cette mise au vert, ce lieu sauvage propice au calme et à la méditation lui permettent de tenir à distance le « produit ». Mettre des guillemets t'aide, toi aussi, d'ailleurs, à poser des distances, à ne pas être submergée par la colère et ton sentiment d'impuissance face à cette drogue licite. Cette rechute risque de tout compromettre, car même si les excellentes notes obtenues en spécialités sécurisent a priori l'obtention du bac, celle-ci ne sera effective que si Arthur passe également les épreuves finales.

Hélas, cela n'a pas marché. Comme Arthur te l'a expliqué, dès le premier soir après que tu l'eus installé dans son bungalow, lorsqu'il s'est retrouvé seul à la tombée de la nuit, il a décidé de monter jusqu'au village afin d'y trouver une épicerie. Il y a une demi-heure de marche sur une route sinueuse et en côte jusqu'au centre de Najac, cela ne l'a pas arrêté. Dans ce beau village médiéval perché

17. *Craving :* Envie irrépressible de boire.

sur une crête rocheuse qui surplombe les méandres de l'Aveyron, il n'y avait âme qui vive dans les rues, encore moins d'épicerie. Comme par hasard, le seul « spot » ouvert se trouvait être le coin des buveurs, un troquet sympathique aux lumières tamisées qui rendent le teint plus avenant tandis que s'écoulent dans les verres bières et Gaillac locaux pour égayer les conversations et noyer les solitudes. Tout ceci revigore corps et âme. Dès son arrivée, Arthur a succombé aux saints breuvages et c'en était fini de sa cure.

Tu t'étais abstenue toute la semaine – c'était ton abstinence à toi – de l'appeler quotidiennement et surtout de le questionner sur ses consommations. Une façon de te protéger et de pouvoir profiter de ces journées ensoleillées avec ta famille. *Amour et détachement. Vivre et laisser vivre. 24 heures à la fois.* L'application de ces slogans t'a permis de passer au moins quelques jours agréables, même si, en toile de fond, tu avais déjà la certitude qu'Arthur continuait à boire, et l'inquiétude maternelle qui l'accompagne.

Hier en fin d'après-midi, lorsque tu es arrivée sur les lieux pour y dormir et repartir avec lui au petit matin à Paris, sans surprise, la réalité t'a rattrapée. D'emblée, Arthur t'a avoué, le regard déjà perdu tandis qu'il se roulait une cigarette :

– Je n'ai pas réussi...

– Oui, je vois.

Y avait-il de la tristesse, ou de la lassitude sur ton visage ? Tu t'es efforcée de chasser la colère et le ressentiment inutiles et de rester calme. Il fallait que vous puissiez repartir le lendemain matin, et discuter n'aurait servi à rien, avec le risque de mener à une dispute. Il t'a suppliée :

– Laisse-moi cette dernière soirée, je me sens bien.

Bien sûr qu'il se sentait bien, comblé par les retrouvailles avec son produit, titubant et sourire aux lèvres. Il t'a redit combien cette ivresse était bonne, comme la vie était douce, le plaisir immense qu'il ressentait. (« Pourquoi t'es triste, maman ? Je suis heureux, moi ! »)

Dans le chalet en vrac, les sacs-poubelle et les vêtements jonchaient le sol, les cendriers dégueulaient de mégots, les bouteilles vides remplissaient de gros sacs plastiques. Toutes les réserves de nourriture semblaient intactes. (Dans ces moments-là, il consomme essentiellement des calories liquides).

Cette soirée fut longue, très longue, et te replongea dans des souvenirs scabreux et douloureux de ces dernières années. Dans ce paysage idyllique, un lieu digne d'une « Petite Maison dans la Prairie », il fallut assister plusieurs heures durant à son naufrage. Il avait commencé à boire en début d'après-midi. Il était en train de finir une bouteille de vin, d'autres étaient prévues pour parfaire son trip. Il tentait de maintenir la discussion pour partager ce moment de plaisir avec toi, et il t'était impossible de fuir. Mais au moins, tu étais à ses côtés. Il ne tenait déjà plus droit quand il essaya de te rassurer :

– Tu sais, ça va beaucoup mieux qu'avant...

Il fournissait des efforts pour articuler et les mots se détachaient tranquillement. Il poursuivit :

– En moyenne, je buvais 5 bouteilles de vin en une nuit. Là, c'est peu à côté.

Tu te taisais. C'était comme si ton fils se faisait un shoot d'héroïne sous tes yeux. Ton anniversaire approchait et il te lança qu'il allait retenter le sevrage pour être sobre le jour J car « ce n'était pas cool pour toi ».

Pendant plusieurs heures tandis que la nuit tombait, qu'Arthur alternait des phases de silence, se réfugiant dans sa musique, casque sur les oreilles, et de discussion, où il avait soudain besoin de partager. Les phases de retrait se firent de plus en plus longues jusqu'à ce qu'il finisse par s'effondrer et se coucher au petit matin. Ce qu'alors tu fis à ton tour. Ton sommeil fut plus qu'agité. La perspective de ce trajet était lourde, l'amorce d'un nouveau sevrage incertaine et quoi qu'il en soit toujours difficile, surtout les premiers jours.

Jusqu'au dernier moment, tu as craint qu'il ne puisse se lever ; finalement, il y parvint. Il te fallut rester calme et concentrée pour plier bagage et vous ramener à bon port.

Vous roulez depuis quelques heures maintenant. Il met la radio en sourdine et te lance :

– Ce sevrage, dans le fond, j'en ai pas envie, je le fais que pour toi.

On sait qu'un sevrage est inopérant si la motivation ne vient pas de soi. Tu lui réponds :

– C'est d'abord pour toi ! Regarde en trois mois les résultats que tu as obtenus ! Il ne faut pas lâcher si près du but ! Ne te sabote pas !

Il est recroquevillé sur son siège et s'est tu, puis a envoyé de son téléphone un message au psychiatre pour lui demander une ordonnance de médicaments pour l'aider. Cette fois-ci, il ne peut s'appuyer sur le déclic psychologique de la rupture. Le psychiatre, alors qu'on est dimanche, lui envoie par retour de mail une ordonnance de Valium pour faire son sevrage à la maison. À la fois, une bonne et une mauvaise nouvelle. Pour Arthur, c'est la fin de la joie. Le processus est réenclenché. Maussade, il te redit combien tout manque sans le plaisir de l'ivresse : la vie lui est aride, vide. Sans intérêt. Au-delà du sevrage physique, c'est ce sevrage psychologique qui est le plus dur à tenir quand la source principale de bonheur et d'apaisement est supprimée.

Comment faire diversion, le convaincre que bien sûr que si, la vie vaut la peine d'être vécue ? (Éviter de parler de « Puissance Supérieure », c'est préférable).

Oui, il existe des êtres merveilleux, des combats qui donnent du sens, de l'humanité, par-delà la souffrance, le vide, la tristesse. Et il aura des jours meilleurs, il faut y croire, avoir foi dans l'humain.

– Ah bon, lequel ? Donne-moi un exemple d'humain qui donne envie d'y croire, un seul, te lance-t-il comme un défi.

– Devine...

Il existe au moins un homme qui t'inspire encore et toujours. Un héros aux super pouvoirs, avec une cape.

Dans ta petite voiture qui file sur l'autoroute, vous écoutez alors l'abbé Pierre[18] dont Arthur découvre le discours poignant de l'Hiver 54 qui résonne par les haut-parleurs : « ... Toi qui souffres, qui que tu sois, entre, dors, mange, reprends espoir, ici on t'aime... » éclipsant par sa force les émotions tristes de cette journée trop longue.

– Ça me donne la chair de poule, souffle Arthur, une fois que le texte s'achève.

Tandis que vous arrivez au péage, il te semble que son visage a repris quelques couleurs.

Organes
Fin avril 2023

La rechute d'Arthur t'incite à poursuivre tes recherches sur l'alcoolisme (Tu pourrais devenir addictologue dans une prochaine vie).

On associe naturellement l'alcool au foie. C'est l'organe le plus gros, le plus lourd (1,5 kg), un organe incroyable, capable de se régénérer, qui filtre, trie et neutralise les déchets présents dans notre organisme.

Prométhée, puni d'avoir volé le feu aux dieux, se fit dévorer le sien par un aigle, pas par l'alcool.

Pour le commun des malades alcooliques, le foie constitue la cible première, qui peut finir lui aussi par saturer (un peu comme toi par moments face aux débordements de ton fils chéri...)

Au fil des années de surconsommation, le foie se transforme, devient dur et pierreux jusqu'à la cirrhose dans les cas extrêmes, maladie grave dont l'espérance de vie est de deux ans.

---

18. Cet épisode intervient avant que n'éclate le scandale lié à l'abbé Pierre, longtemps figure préférée des Français avant que l'on découvre les multiples agressions sexuelles qu'il a commises.

D'autres maladies du foie peuvent être provoquées par l'alcool. Comme la stéatose (accumulation de lipides dans le foie) qui, on l'imagine, donne un foie gras (sans doute peu appétissant), ou encore l'hépatite alcoolique... Beaucoup d'autres organes sont touchés par la consommation d'alcool, mais il ne s'agit pas de dresser un inventaire à la Prévert.

Concentrons-nous juste sur le cerveau. Un site médical donne une description réjouissante des risques tant à court terme que sur le long terme : maux de tête, troubles du sommeil, démence, dépression, suicide. Un effet délétère sur tous les cerveaux, mais encore plus redoutable sur les jeunes cerveaux, car pas encore « finis ».

La maturation du cerveau ne s'achèverait qu'entre 21 et 25 ans.

Une étude réalisée par l'Inserm en 2019 montre comment l'alcool consommé très jeune abîme les neurones et les substances blanches en déréglant durablement certaines structures cérébrales. Le circuit « récompense » du cerveau est malheureusement altéré.

Selon l'Inserm et le chercheur Jean-Luc Martinot, « Quand un individu attend une récompense à l'issue d'une action, il sera plus enclin à l'effectuer. Il peut s'agir d'une récompense matérielle ou biologique (libération d'endorphines, sources de bien-être). Les adolescents, ayant commencé à consommer jeunes, deviendraient biologiquement plus hypersensibles aux effets hédoniques de l'alcool, ce qui entretiendrait le cercle vicieux de la dépendance pour se sentir mieux ».

Autrement dit, pour ces jeunes, fournir des efforts demandera encore plus d'efforts, et la dépendance se sera engrammée en eux. Une fatalité ?

L'Association Addictions France dénonce également une « tolérance sociale » de la population qui banalise la consommation des mineurs.

Tolérance peut-être par ignorance ? À cet égard, les exemples au plus haut niveau de l'État sont édifiants.

Lorsqu'Arthur à Najac t'a confié quels étaient ses niveaux de consommation d'alcool en phase active – ses cinq bouteilles de vin réglementaires – tu as repensé avec tristesse et indignation à l'exemple de politiciens se vantant de boire du vin à chaque repas.

Certes, on pourrait associer ce geste à la promotion de l'art de vivre à la française. Comme Castro lui-même qui fumait ses délicieux cigares cubains. Bien sûr, ceci valorise la filière viticole et le maintien de ses emplois... Tu te fais l'avocat du diable...

La prévention contre le tabac est féroce – pas de critiques à faire à ce sujet – mais comment, à nouveau, ne pas déplorer en comparaison cette différence de traitement avec l'alcool, comme tu l'as déjà montré ?

Sans aller jusqu'à imposer sur les bouteilles d'alcool ou canettes de bière un bandeau « Attaque le cerveau », il est temps de développer un discours honnête et le renforcement de la prévention sur le sujet.

C'est aussi pour cela que tu écris cette histoire.

« La chair est triste, hélas... »
Fin avril 2023

Un ami à qui tu as fait part de ton projet d'écriture t'a demandé : « J'espère que ce sera *fun* tout de même ? »

Comment dire... Tu essaies de parsemer ton texte du récit de tes déboires sur les sites de rencontres, au-delà des beuveries d'Arthur. Cette recherche pour sortir de ta solitude, loin d'être dramatique, se veut plutôt légère. Instructive et édifiante quant aux rapports amoureux des femmes seniors du vingt et unième siècle... (tu préfères te dire que tu es une *señora*, c'est plus valorisant). C'est ce qu'on appelle le tragi-comique.

Mais force est de constater qu'après cette rechute de ton fils, te voilà happée à nouveau par ce problème incandescent. Malgré le *travail sur toi* que tu effectues depuis maintenant plusieurs années, notamment via tes réunions, il reste difficile de pratiquer le détachement émotionnel. *Cultiver la sérénité, que l'alcoolique boive ou pas*, reste le grand défi. Cela signifie que l'on a développé suffisamment de force intérieure et de ressources pour ne plus être obsédé par l'autre, codépendant de son problème qui vous dévore... Tu en es loin. Ta vie (ne) tourne (qu') autour de lui.

Cette charge mentale te coupe dans tous tes élans. Mère avant d'être femme ? On devrait pouvoir être l'une et l'autre à la fois... Pour être honnête, ta libido est à nouveau au point mort. Ton temps de cerveau disponible s'est réduit à peau de chagrin. La quête du Graal et du mâle, alpha ou pas, est passée au nième plan. Pas d'histoire croustillante de rencontre en vue. L'une de tes amies nomme joliment « croissant chaud » ses amants de passage... En ce qui te concerne, gel des sens.

À défaut, tu t'intéresses aux courants des « asexuels » dont tu fais partie malgré toi. Choix subi ou volontaire, engagé parfois.

Tu es tombée sur un livre à ce sujet : *La chair est triste, hélas* d'une autrice militante féministe, Ovidie. Celle-ci annonce la couleur dès la fin du prologue : « Cette servitude volontaire à laquelle se soumettent les femmes hétérosexuelles, pour si peu de plaisir en retour, sans doute par peur d'être abandonnées, une fois fripées comme ces vieilles filles qu'on regarde avec pitié. Tout cela m'a soudain semblé insupportable. Un jour, j'ai arrêté le sexe avec les hommes ». Tu t'es bidonnée en lisant certains passages où elle décortique (elle aussi) les efforts démesurés que font les femmes pour plaire et entretenir leur physique, seule valeur d'échange sur le marché transactionnel de l'amour. Avec hargne et talent, elle déconstruit ce rapport de domination « homme-femme » dans les relations hétéros, justifiant ainsi son rejet du système. Pourtant, à la fin de son opus, elle avoue être prête à craquer pour l'un de ses amis, un beau garçon transgenre... Comme quoi, elle succombe, elle aussi, au pouvoir du physique et de la jeunesse. Homme et femme, même combat ? Ceci t'a un peu interpellée.

À vrai dire, lorsque Jane Fonda, 80 ans, assume sur les réseaux sociaux préférer un amant de 20 ans, il te semble qu'elle fait davantage avancer la cause des femmes.

Enfin, c'est juste ton avis. L'idée serait de faire l'amour avec qui on en a envie, pas la guerre des sexes.

Quoi qu'il en soit, pas d'amant de 20 ou 80 ans en vue. (N'y pense même pas). En ligne de mire, le Grand Oral d'Arthur qui se profile à l'horizon.

Sevrages
Début mai 2023

Pendant dix jours, après être revenu de Najac à la maison, Arthur n'a pas été en état de reprendre des cours ou réviser, mobilisé par son sevrage chimique. Il avait réussi à négocier avec son psychiatre une « cure de désintox express à domicile ». Les sevrages alcooliques se déroulent le plus souvent en milieu médical. Mais pour lui, hors de question. Sa dernière expérience en la matière – douloureuse – remonte à ses 18 ans où tu avais dû le faire hospitaliser sous contrainte : complètement ivre, il avait fugué en te laissant une lettre d'adieu... Après avoir été emmené par les pompiers, escorté par la police, il s'était retrouvé camisolé aux urgences. Ce séjour prévu pour deux semaines dura en réalité plus de deux mois (à l'issue duquel il replongea quasi instantanément). Il n'en a pas gardé un bon souvenir.

Lors de son retour à la maison au moment de sa rupture, c'est le sport intensif – on l'a vu – et la motivation qui lui avaient permis de s'arrêter, à coup d'endorphines sécrétées naturellement.

Le procédé qu'il a choisi cette fois-ci est différent : prescription d'anxiolytiques à haute dose associés à certaines vitamines (pour combattre le manque).

En réalité, ce traitement de cheval sape toute son énergie. Il ressemble à un zombie, incapable de tenir debout et de monter les escaliers sans se cogner, trop anesthésié pour s'exprimer correctement. Il est shooté, mais pas bourré. Tu n'avais pas imaginé ça... Il est méconnaissable, l'ombre de lui-même.

Si ce sevrage à domicile à base de Valium constitue une nouvelle épreuve pour lui, ça l'est aussi pour toi. La violence de ce qu'il inflige à son corps, à sa santé, te dévaste. Pendant quelques jours, tu annules toutes tes sorties, guettes son rétablissement.

Puis, les doses de médicament sont progressivement baissées – il ne s'agit pas de créer une nouvelle addiction – et Arthur émerge progressivement de son lit. Enfin, tu le retrouves.

Sur le site de drogues-info-services concernant l'arrêt de la consommation, il est écrit :

« Préparer la mise en œuvre de l'arrêt, mobiliser ses ressources pour réussir, non seulement à ne plus boire, mais aussi à *trouver le plaisir de vivre sans alcool*, sont les éléments clés de la réussite. »

Tu sais bien que cet ouragan passé, il reste du chemin à parcourir. Une spécialiste de l'addiction t'a expliqué un jour : « C'est comme apprendre à remarcher tandis qu'on vous enlève vos deux béquilles. »

Solitudes
10 mai 2023

Cet après-midi, un rayon de soleil éclaire le salon, Arthur a retrouvé sa discipline de fer quotidienne. C'est le moment du café, déca serré pour toi, expresso allongé pour lui, vos tasses sont posées côte à côte sur la table de verre. Une grande et une petite. Sa préparation au bac a pu reprendre et vous discutez de son Grand Oral, épreuve à fort coefficient, qu'il devra passer devant deux professeurs de ses spécialités. Il s'est levé, droit devant le grand miroir, se défiant d'un regard dans lequel se lisent des émotions contradictoires. La perspective de devoir « faire un mini-show » devant des représentants de l'Éducation nationale l'excite et l'angoisse tout autant. Enfant, il a fait du théâtre pendant quelques années. Quand le prof avait voulu lui confier le rôle principal du fait de ses capacités, il refusa de relever le défi et abandonna. Il avait du potentiel pour s'exprimer, un potentiel qui l'a souvent desservi au collège, le marginalisant par rapport aux autres adolescents qu'il devait agacer prodigieusement. Un petit « intello » mal décoquillé et boutonneux, à l'époque.

– Il faut que j'aie 20 à mon Grand Oral.

Tu as reposé ta tasse.

– C'est peut-être un peu beaucoup !?!

Sa propension à l'excès, son désir de performance font partie de son disque dur, pour le meilleur et pour le pire : un fonctionnement qui l'a éloigné de l'école : ne pouvoir qu'être « génial », sinon rien. (À ton époque avant que la loi Evin ne passe par là et interdise les slogans trop « hard selling » pour les marques d'alcool, on disait : « Un Ricard, sinon rien ». Cette analogie est assez malvenue...)

Pour Arthur, en matière d'école, ça a été RIEN, une façon d'éviter de se confronter à la non-perfection. Une preuve de son narcissisme fragile. Là, avouons-le, tu te reconnais un peu. Mais à la différence de ton fils, tu t'es suradaptée. Pour l'accompagner, tu t'efforces de « déconstruire » cette approche extrémiste, et lui répètes : « Le progrès, pas la perfection. » (Encore un slogan Al-Anon)

Il n'a pas répondu et poursuit :

– Il faut juste arriver à choisir deux bons sujets.

– Et... tu les as ?

– Oui et j'en ai parlé avec Antoine. Il valide... Le premier, c'est sur « les inégalités face à l'école », plus orienté socio ; le deuxième, c'est « la solitude, fléau de la modernité ».

– C'est super. Et tu sais ce que tu vas dire ? Sur la solitude, par exemple ?

Ce sujet vous unit, solitudes amoureuses d'abord, et solitudes après être sortis l'un et l'autre d'un système : toi après t'être fait éjecter de ton agence de pub et de longues années de salariat loyal, lui d'un système scolaire dans lequel il n'a pas trouvé sa place, qu'il a rejeté tout autant que celui-ci l'a rejeté. Mmm, intéressant.

– En fait, j'aimerais mettre en avant les paradoxes.

Il a toujours été féru de paradoxes, de trucs dont il faut dénoyauter les idées. Il poursuit devant ton air intéressé :

– Tout pourrait laisser croire qu'on est moins seuls qu'avant : avec l'urbanisation d'une part où les gens vivent regroupés, et l'hyperconnexion via le numérique. Pourtant, on ne s'est jamais sentis aussi seuls...

– Effectivement...

– En plus, il y a une convention de pensée : on croit que ce sont les personnes âgées qui éprouvent le plus ce sentiment. En réalité, la proportion de jeunes qui en souffrent est énorme.

– Peut-être, un effet Covid ? te risques-tu.

– Oui, mais pas que... L'hyperconnexion donne l'illusion du lien social. En réalité, quand on regarde les études sur les hormones – c'est pas au programme, mais je trouve que ça nourrit le sujet – on voit que les interactions numériques ne produisent pas les mêmes effets que les contacts en réel, physiques.

Il t'explique comment des études se sont penchées sur les « neurohormones », sur leur fabrication via les cinq sens, et notamment le toucher. Elles auraient démontré l'importance de ce dernier dans la production d'ocytocine qui agit sur le cerveau social. On sait par ailleurs que la qualité et quantité de contacts sociaux influent sur la santé physique et l'espérance de vie. Bref, les réseaux sociaux et « amitiés » virtuelles ne créent pas forcément de remparts contre la solitude, en produisant une illusion de relations sans les remplacer.

– Je l'ignorais... D'ailleurs, tu n'as jamais voulu être sur les réseaux sociaux...

– Oui, c'est juste, ça me fait trop peur… Pour autant, ça a pu parfois m'empêcher de nouer de vrais liens, car même si ça ne remplace pas un réel contact physique, ça peut être une façon de rentrer en relation. Mais bon, c'est pas pour moi, et d'ailleurs, c'est pas le sujet…

– Et tu as d'autres idées à développer ?

– Oui, je vais aussi faire le distinguo entre solitude choisie ou subie.

– C'est sûr, ça change tout…

– Car je dois faire intervenir la philo et les lettres. La sociologie aborde la solitude sous l'angle extérieur et je voudrais montrer comment la littérature en aborde l'intériorité.

– Ça a du sens.

– Il y a cette idée que la solitude est nécessaire et propice à la création. Je ne sais pas trop comment je pourrais étayer cette partie…

– Et si tu t'appuyais sur Rainer Maria Rilke ? Il a écrit des textes très forts sur la solitude dans *Lettres à un jeune poète…* Cette plongée en soi comme une nécessité difficile et fertile.

Tu t'es levée et précipitée vers la bibliothèque. Dans tes rayons mal rangés, tu finis par dégoter le fameux livre prêté par une amie, et reviens vers Arthur, l'air triomphant. Tu lui lis un extrait : « Entrez en vous-même, sondez les profondeurs où votre vie prend sa source. C'est là que vous trouverez la réponse à la question : "Devez-vous créer ?" »

Arthur t'a écoutée attentivement, c'est la pièce du puzzle qui lui manquait.

Une idée te vient :

– Et tu pourrais conclure en disant : « On est de moins en moins seuls à être seuls »… Oui, je sais, c'est un peu facile, mais préparer la conclusion, c'est important.

Son visage s'éclaire :

– Mais dis donc, t'es la reine des *punchlines* !

Réparations
15 mai 2023

Il ne reste que quelques jours avant la dernière salve d'épreuves du bac. Une belle lumière baigne ton petit jardin, l'air est frais, de nouvelles senteurs ont fleuri, tu apprécies cette paix que tu ressens à nouveau, même si les échéances approchent et qu'il t'est difficile de rester totalement détendue.

Depuis sa rechute à Najac, Arthur a tenu son abstinence et son rythme de révisions, il a retrouvé un élan, les rendez-vous mensuels qu'il a avec son nouveau psychiatre semblent lui faire du bien. Il y a quelques jours, conscient que ses difficultés ont démarré avec la phobie sociale et scolaire, il a manifesté, sans doute grâce au soutien de son psy, le souhait de se frotter à nouveau au groupe, dans un cadre protégé.

Il t'a ainsi fait part de son projet de rejoindre une structure psychosociale, un hôpital de jour où il pourra retrouver un sentiment d'appartenance en côtoyant d'autres patients, jeunes ou moins jeunes, en vue d'une réinsertion sociale dans les grandes largeurs, dans l'hypothèse où il puisse en septembre intégrer une fac... Son psychiatre va l'aider dans ses recherches. Les listes d'attente sont longues...

La dépression, notamment chez les jeunes, se manifeste par la perte de liens alors que c'est précisément le lien qui répare. À ce titre, tu as découvert les ouvrages et conférences d'un pédopsychiatre, « Philippe Jeammet », professeur d'université, qui s'est beaucoup intéressé aux troubles mentaux des jeunes ainsi qu'au regard que l'on porte sur les maladies « mentales ». Lui préfère les nommer maladies « émotionnelles ».

Il pointe combien ces jeunes en souffrance sont un miroir de nos maux humains.

Selon lui, l'adolescence est une période critique où l'obligation de changement se manifeste. La richesse de la vie effraie. Personne n'existe sans être nourri des autres, mais en même temps, on a besoin de se différencier. La tension entre ces deux aspirations est permanente. Plus on a d'attente dans la relation à l'autre, plus c'est insupportable. Derrière ce mal-être, c'est l'appétence à la vie qui serait en jeu, et certains jeunes se réfugieraient par défaut dans la destructivité, là où la confrontation à la réalité et à la relation leur permettrait au contraire d'échapper à l'abîme. Ils fuient ce qui les sauverait.

Le portail vient de se rouvrir, les pas d'Arthur résonnent sur le gravier.

Il ne quitte plus ses gros rangers comme pour mieux s'accrocher à la terre.

– Bonjour, maman, ça va ?

Il vient de s'installer à tes côtés, l'air joyeux. Sans te laisser le temps de répondre, il poursuit :

– C'est fou, tu le croiras jamais.

Que va-t-il t'annoncer ? Tu ne mouftes pas...

– J'étais vers la Poste et imagine, j'ai croisé Thomas.

– Thomas ?

Ce nom ne te dit rien.

– C'est le gars qui, dans mon collège, m'a harcelé, enfin... à cause de qui tout le groupe s'est monté contre moi à l'époque.

C'est la première fois qu'il te parle de « harcèlement » de manière aussi explicite. Plus jeune, il a toujours nié, exprimant juste l'idée d'un « contexte » général néfaste.

Avait-il trop honte de se sentir ainsi rejeté, de passer pour une victime ? La double peine... On s'exclut soi-même pour avoir été exclu. Rejeton rejeté.

Bien sûr, tu ne relèves pas et le laisses continuer. Sa voix est claire, son ton assuré.

– Je lui ai fait signe, et j'ai rejoint de l'autre côté de la rue. Apparemment, il ne m'avait pas reconnu, c'est vrai, ça date quasiment de dix ans... J'ai dû un peu changer.

Il sourit, sans doute traversé par le souvenir du jeune ado mal dans sa peau et plein d'acné. Arthur s'est assis, a enlevé son blouson et te raconte calmement l'échange qu'il a eu avec ce jeune, dix ans après les faits.

– Je lui ai demandé : « As-tu idée de ce qu'il s'est passé pour moi après que je sois parti ? J'ai perdu six années de ma vie. »

Le jeune homme aurait eu l'air surpris et s'est défendu : non, il n'en a pas eu idée, non, il n'y a même pas pensé, n'a même pas pu imaginer les effets dévastateurs de cette exclusion. Ni comment ce retrait d'un groupe s'est étendu progressivement de la classe à l'école jusqu'à la société. La déscolarisation, les hospitalisations, la marginalisation...

Thomas se serait excusé...

Cette « réhabilitation » express au coin de la rue un beau jour de mai est inespérée. Tout comme le fait qu'Arthur ait osé de lui-même aborder son ex-« harceleur », son « *bully* ».

Il conclut :

– Ce qui est fou, c'est comme je suis resté calme. Je n'ai plus de colère.

Tu le crois sur parole. Jusqu'où cet évènement a-t-il réellement été déclencheur ? Quelle a été la gravité de ce harcèlement ? Quel rôle a joué l'hypersensibilité d'Arthur ?

L'ancien psychiatre de Pierre t'avait expliqué un jour, concernant les réactions au rejet : « Quand vous avez une blessure sur un doigt, non guérie, vous souffrez même au travers d'un gant quand on vous serre la main. »

De combien de ces blessures invisibles Arthur doit-il encore guérir ?

Hirondelles

Cet air de printemps te ramène plusieurs années en arrière... Un mois de mai ensoleillé.

Tu étais partie une semaine dans le sud de la France dans un groupe de randonnée, sans Arthur à l'époque. Vous logiez dans une vieille bâtisse entourée de lavande, de champs de fleurs et de vignes à perte de vue. Les longues journées de marche vous faisaient découvrir les gorges de l'Hérault, Saint-Guilhem-le-Désert et autres pépites locales. Ce matin-là, alors que sur la terrasse, tu attendais les randonneurs retardataires et finissais d'inspecter le piteux état de tes pieds, tu aperçus, en relevant la tête, un nid d'hirondelle sur l'avant du toit. La propriétaire t'avait rejointe et, gentiment, te proposa un café. Te voyant contempler ce nid plein de gazouillis, elle commenta :

– Eh oui, les hirondelles sont revenues chez nous. On aime bien ça, elles mangent les mouches et les moustiques. C'est joli, non ?

Tu répondis :

– Oui, c'est beau, on en voit de plus en plus rarement, hélas...

Leur nombre avait diminué au fil des années, quatre-vingts pour cent de la population d'hirondelles ayant disparu au cours des dernières décennies. Ce sujet t'avait déjà intéressée car, à la mort de ton père, quelques années auparavant, tu avais découvert une nichée de petites hirondelles dans le bâti de la fenêtre de sa chambre désormais vide. Si « une hirondelle ne fait pas le printemps », l'idée qu'elles apportent le bonheur et symbolisent, pour les chamans, un nouveau départ t'avait rassérénée. Ton père – petit « Papa des Étoiles » – était sur le bon chemin...

À ce moment-là, une hirondelle pointa sa petite tête hors du nid, et prit son envol, reconnaissable à sa queue en faucille et ses ailes en ciseaux.

Ton hôtesse commenta :

– Regardez, elle doit aller chercher à manger pour ses hirondeaux. Elle va revenir avec la becquée. J'adore, c'est le bal de la vie.

Tu dégustais ton café, les gazouillis étaient montés en décibels. Impatients, les petits devaient attendre leur *breakfast*...

– On assiste parfois à des choses, c'est magique.

Elle poursuivit :

– L'année dernière, au moment des départs pour les migrations, quand les petits furent fin prêts à s'envoler pour leur grande traversée, on a vécu une scène, je n'oublierai jamais.

Suspendue à ses lèvres, tu attendais la suite.

– De l'un de ces nids, positionné à peu près au même endroit que celui-ci, on a vu partir les oisillons un à un. Et puis…

Elle marqua une pause dans son récit et reprit :

– Il en restait une petite dernière, une qui n'arrivait pas à se lancer et restait au bord du nid. Les parents l'encourageaient, volaient autour du nid en faisant des vols chassés croisés pour la stimuler, en piaffant pour l'appeler. Rien à faire. La petite restait bloquée, incapable de sauter dans le vide. Vous l'imaginez, ça ?

Bien sûr, elle ne pouvait savoir que quelque temps auparavant, ton fils t'avait montré des vidéos terribles où des oisillons se crashaient lors de leur premier envol. Tu étais plus que curieuse…

– Ça dura des jours ! D'autres hirondelles vinrent se joindre à ce ballet, ça tournoyait autour du nid dont on voyait poindre la petite tête, sans succès ! Ce vacarme attirait l'attention, on était suspendus à ce qu'allait faire la petite hirondelle. Je vous avouerai même que je m'inquiétais de son sort. Et si elle n'y parvenait pas ? Tous les matins en me levant, je courais voir si elle avait réussi à partir ! C'est idiot de s'en faire pour ce genre de choses…

– Je comprends tout à fait, répliquas-tu.

Elle avait trouvé la bonne personne à qui raconter cette histoire.

– En tout cas, les hirondelles adultes ne lâchèrent rien. Un matin comme celui-ci, peut-être le cinquième jour, on était tous réunis pour le café avant le départ de la randonnée – il y avait également un groupe de randonneurs comme vous – ce fut l'apothéose. Ensemble, on se mit à encourager la petite hirondelle, chacun y allant de son cri : « Vas-y, saute, n'aie pas peur petite hirondelle, allez allez. À la une à la deux !!! » Un vrai collectif !

Ça piaffait et ça hurlait, entre les humains et les oiseaux… pire qu'un club de supporters de foot !

– Et… ??

– Eh bien, vous ne le croirez pas, mais elle a réussi ! Elle s'est envolée !

Tu frissonnas.

– On était heureux !

La joie à l'évocation de cet épisode se lisait sur son visage. Cette dame n'imaginait pas combien son récit te touchait. Un proverbe africain dit : « Il faut un village pour élever un enfant ». Un village entier africain n'est pas toujours accessible, une communauté de belles âmes peut suffire.

Tandis que les autres membres du groupe vous rejoignaient, enfin prêts, tu la remercias pour son histoire.

– Je la raconterai à mon fils, il adore les histoires d'oisillons.

Dernières épreuves ?
Fin mai/juin 2024

Vers le 20 mai, quelques jours avant la reprise des examens, Arthur t'annonce l'air triomphant :

– Je vais l'avoir !

Tu l'as regardé, perplexe. Calculette brandie, il te lance :

– Même avec des notes archi pourries dans ce que je n'ai pas révisé, et en me mettant 5 au Grand Oral, regarde, ça me fait 9, 85… Je suis quasi sûr de l'avoir le bac grâce à mes points d'avance !

Avec ses super notes en spécialités (dévoilées en avance pour Parcours Sup), il a pu se livrer à de savants calculs et refaire le plein de confiance pour ces dernières étapes. *Finger in the nose.* Il rayonne. (Tu es si heureuse pour lui… et penses aux malheureux anxieux qui, eux, ont planté ces premières épreuves et abordent la suite, la peur au ventre.) Ainsi, il peut poursuivre avec plus de sérénité. Et toi aussi. L'objectif d'Arthur devrait être atteint.

Sous réserve tout de même de pointer son nez à tous les examens qui restent – un marathon d'un mois et demi encore – dont la flopée est censée remplacer le contrôle continu pour les candidats libres. Une rechute, bien sûr, compromettrait tout. Interdit d'y penser. Il est motivé.

La tournée touristique dans les centres d'examens reprend dans la bonne humeur, au volant de ta voiture, au gré des convocations que vous imprimez chaque veille d'épreuves. Celles-ci s'enchaînent sans trop de stress, chacune avec son lot de spécificités.

Pour le sport, Olivier a offert à Arthur une raquette de ping-pong neuve qui fleure encore bon le caoutchouc. Il a pu s'entraîner à Noël chez ses grands-parents avec ses petits cousins, et pourrait glaner des points supplémentaires avec cette option. Vous décidez de baptiser entre vous le précieux objet : « raquette de la mention ».

Le jour J, Arthur ressort de l'épreuve un sourire aux lèvres, il a gagné pas mal de matchs, est tombé dans une bonne équipe. La raquette a été à la hauteur.

En Espagnol, seconde langue vivante, son niveau est plus qu'indigent – il n'a absolument rien fait – et vous préparez une explication destinée à limiter la casse à l'oral que tu lui fais répéter une dernière fois en voiture, jouant la sincérité et sur la corde sensible. Il pourra justifier son faible niveau par le besoin, en tant que candidat libre, d'avoir dû faire des arbitrages. Tout en réaffirmant son vif intérêt pour cette langue et la culture hispaniques, sa cousine vivant en Espagne. (*On fait avec ce qu'on a, ta nièce, donc sa cousine vit effectivement à Madrid mais en réalité, il n'y a que peu séjourné.*) Après son passage soi-disant catastrophique, il te raconte avoir baragouiné en conclusion aux deux examinatrices qu'il a trouvées assez distantes : « Es un fiasco » pour qualifier son humble prestation. (Il découvre par la suite que le mot existe bien en espagnol et pas qu'en italien, *on n'est pas à l'abri d'un coup de bol.*)

... Et ainsi de suite, il passe toutes les épreuves, avec plus ou moins de facilité, il en parle et s'en amuse parfois. Il te débriefe en sortant :

« J'ai fait quelque chose » ou encore « Je me suis débrouillé ». Parfois, « C'était la cata mais au moins, j'ai rendu un truc ».

Il n'a pas fait de refus d'obstacle, a pu *dealer* avec la réalité, sans blocages, utiliser sa typicité et tu l'en félicites.

Le premier juin, les réponses des formations commencent à tomber sur Parcours Sup. Il s'est préparé psychologiquement à être rejeté de ses premiers choix. Dans ceux-ci figurent les deux facultés parisiennes les mieux évaluées en sociologie, les plus sélectives aussi. *Trop belles pour lui ?...* « Certaines facultés acceptent 100 % des candidats », se persuade-t-il et te le répète (mais elles sont en province et tu l'imagines mal affronter seul et loin de la maison une telle reprise, mais n'en dis rien).

Au milieu de la matinée, retenant ton impatience, tu le relances mollement pour qu'il consulte ses résultats. Il n'y croit pas trop, a failli oublier, t'assure-t-il, avant de daigner se connecter. De la cuisine, tu entends alors un cri de joie.

– Je suis pris dans mon premier choix !

Tu reposes ton éplucheur de légumes. Arthur est admis en licence dans l'université qu'il souhaitait ! Son 18 en SES a dû clairement faire pencher la balance, le taux de sélection était de 40 % dans cette filière. Cette faculté proche de Paris revendique sur son site une démarche inclusive. Immense gratitude pour le comité de sélection qui a repêché dans ses filets ce « vilain petit canard » dans lequel ils acceptent de voir un cygne en devenir...

Sur le visage d'Arthur se lit une fierté nouvelle, ce n'est plus le visage du jeune déscolarisé marginal, mais (presque) celui d'un étudiant (quasiment) comme les autres. Il faut juste qu'il concrétise l'obtention du bac.

Le 20 juin, c'est l'ultime ligne droite des examens avec le Grand Oral, son point d'orgue. Fort coefficient et surtout fort symbole pour Arthur, qui dort très mal la veille.

Pression de ce qui représente pour lui un enjeu personnel, l'obtention du diplôme n'étant plus a priori qu'une formalité. Sur le trajet, dernières révisions express, la durée de son exposé ne doit pas excéder cinq minutes (suivi de l'entretien et des questions-réponses qui durent vingt minutes). Les embouteillages laissent le temps de faire plusieurs passes et tu le déposes devant le centre d'examen, rasé de près et gonflé à bloc.

Dès sa sortie, il t'appelle. Il exulte. Non seulement il a passé son examen, mais apparemment, y a pris beaucoup de plaisir. Belle revanche de décrocheur.

– Je crois que je vais avoir une très bonne note ! J'ai dit tout ce que j'avais à raconter. Les profs ont choisi le thème de la solitude. Et ils étaient super sympas ! Un homme et une femme. C'était une vraie conversation, je les ai même fait rire !

Ils l'ont également interrogé sur son parcours personnel et ses projets, et l'ont encouragé.

– Cela leur a apparemment plu. C'était trop chouette !

(Merci aux examinateurs d'avoir porté un regard bienveillant sur ton fils, d'avoir compris combien leur regard aurait pu être tueur mais d'avoir choisi au contraire le regard d'amour.)

Well done
4 juillet 2023

Logiquement, le jour de la publication officielle des résultats du bac arrive. Même si le suspense s'est considérablement réduit, l'évènement revêt pour votre famille une importance toute particulière... Bouillant d'impatience, tu es sortie pour te changer les idées lorsque tu reçois à 10 h 34 un texto laconique d'Arthur.

– Mention bien.

Illico, demi-tour à la maison. Retour au galop, tu voles et franchis triomphalement le portail, sautes dans les bras d'Arthur qui t'attend dans le salon avec le décompte des notes. Dire que tu le félicites est un euphémisme.

– 15,2 de moyenne en général !

– Génial !

– Et le Grand Oral : 20 sur 20. Je t'avais dit !

– Tu as cartonné ! Ah, la solitude, ça t'a réussi...

– Le mieux, c'est l'espagnol. Tu ne le croiras pas. J'ai eu quand même 16 !

– Le fameux fiasco ? Tu vois malgré ta mauvaise impression...

– Peut-être que leur matière est tellement délaissée par les autres que le moindre effort... Les pauvres profs...

– Oui, « au royaume des aveugles, les borgnes sont rois » *(encore un de tes proverbes pourris)*. En tout cas, les profs ont été sympas...

– Et 16 aussi en ping-pong... Tu vois, elle a porté chance, la raquette de la mention ! !

– T'as appelé papa, d'ailleurs ?

– Oui, bien sûr. Je crois qu'il est super content aussi ! Il veut qu'on fête ça tous ensemble !

Tout en bichonnant et jetant en l'air la fameuse raquette qu'il est allé chercher, Arthur exulte. Vous envoyez un message sur le WhatsApp familial à Romain et Raphaël.

Réponse immédiate de Romain :

« Arthur, t'es un boss ! »

Puis de Raphaël :

« T'es le seul de la famille à avoir une mention bien au bac ! La classe frérot. »

Faire un foin sur l'obtention d'un examen où plus de 90 % des candidats sont reçus peut paraître étonnant si l'on fait abstraction de la phobie scolaire et du contexte général du rebond d'Arthur. Cette « mention bien » n'est pas juste celle de la raquette.

En visionnant les évènements de ces derniers mois, tu es consciente de la chance et de l'importance du soutien – financier, affectif, culturel, médical – dont Arthur a pu bénéficier.

Tout le monde ne naît pas sous la même étoile, tu en as déjà parlé. Dans un pays où « l'égalité des chances » est un axe politique fort, l'ascenseur social serait en panne. Les enfants de milieux défavorisés ont statistiquement, selon une étude publiée en 2023 de l'IEP (Institut des études publiques), 2, 5 fois moins de chances d'obtenir un diplôme supérieur que ceux des familles très favorisées. Quand on rate la première marche, il ne s'agit même plus d'ascenseur mais d'escalier de service impraticable...

En 2020, la lutte contre le décrochage scolaire a été heureusement désignée comme priorité nationale et un enjeu dans le cadre de la Stratégie européenne.

Arthur, en commençant à décrocher en 2014, était à sa façon en avance...

Au suivant
Juillet 2023

Retour sur le site en fanfare après ces quelques mois d'absence et la relation stoppée avec « Pourquoi pas », alias Philippe. *Les gars, me revoilà.* L'algorithme est ainsi fait que ce *come-back* semble sponsorisé. Dès tes premières incursions sur le grand *market place* amoureux, tu reçois une quantité impressionnante de likes et invitations à dialoguer. Sans doute as-tu été mise en tête d'affiche, proposée aux dizaines de milliers de connectés du coin. Flatteur. Il te semble reconnaître une partie du cheptel mais il y a aussi des nouveaux. En mode trombinoscope, défilent les annonces de princes charmants plus ou moins vieux. Ce manège ne t'avait pas manqué, pourtant, avec ton énergie retrouvée, tu éprouves un certain plaisir à relancer les dés. Tu n'as pas perdu ton acuité pour repérer les profils truqués : celui-là annonce 67 ans mais sa photo est celle d'un gamin de 40 ans à tout casser. Et vice versa avec un autre *fake*. Celui-là encore a truffé son annonce de fautes d'orthographe tout en se targuant d'un Bac +5 et d'aimer la poésie et la littérature. *(Ne fais pas ta snob, ce serait même plutôt attendrissant, mais tu passes ton tour. Il aurait pu au moins soumettre son annonce au correcteur d'orthographe.)*

Une voix se met à scander dans tes oreilles : « Au suivant » ! Brel n'a pas pensé aux sites de rencontres à l'époque mais la chanson te paraît particulièrement appropriée en voyant défiler le carrousel des candidats. Avec cet état d'esprit mi-amusé, mi-désabusé, tu débusques soudain un profil. L'homme, de ton âge, paraît charmant, son regard te séduit, et sa plume est belle. Il est « coach » et son annonce fonctionne à merveille. Il recherche une femme, jolie de préférence, mentionne-t-il, pour partager tant des projets professionnels que personnels et pouvoir flâner avec elle en ville et dans la vie. Le « jolie de préférence » pourrait te faire peur, ou reculer par manque d'assurance, mais pleine d'audace, en éhontée que tu es, tu décides d'envoyer au Monsieur un like, un petit like… Pour voir… La réponse de O' Vert ne se fait pas attendre.

– Bonjour Lucie. Merci pour ton like. Ton annonce est cohérente. Avec plaisir pour échanger.

Ainsi, il t'a jaugée, jugée cohérente… Test passé avec succès. Des messages coup sur coup fusent entre vous. Il a du répondant, et ça te plait. Très vite, vous évoquez l'écriture, les mots comme passion commune. Ni une ni deux, un rendez-vous téléphonique est pris.

O'vert
Juillet 2023

La voix sensuelle d'O'Vert t'accroche tout de suite et la conversation se déroule avec un naturel désarmant. Vous vous découvrez une multitude de points communs. Il a travaillé dans la communication, a trois fils comme toi. Vous avez quasiment le même âge à quelques jours près et, te fait-il remarquer, il a des *yeux verts* (toi aussi), d'après la description sur ton annonce… Serait-ce ton âme jumelle galactique, sous les traits de cet homme envoyé par la toile et ta bonne étoile ? *Ne nous emballons pas trop vite... mais il faut reconnaître qu'il y a de la matière.*

Avec Étienne, c'est son prénom (c'est original et ça te plait), vous décidez de vous rencontrer quelques jours plus tard.

Premier rendez-vous pris au Wepler, place Clichy. Comme à ton habitude, tu es plus qu'à l'heure. La silhouette qui s'avance vers toi te plait immédiatement, alors que tu es postée en terrasse, légèrement anxieuse. Son visage est raccord avec la photo de l'annonce. *Il doit forcément y avoir un bug, un vice caché ?*

Vous rentrez à l'intérieur de la brasserie vous lover sur des sièges un peu plus moelleux. Son regard planté dans tes yeux te trouble, tu les baisses plus souvent que lui, pourquoi s'en cacher ? On est là pour ça après tout. C'est toujours gênant, un homme qui vous plait... Tu restes timide... Et pourtant, c'est bien ce que tu recherches, tu n'es pas une « sapiosexuelle » que l'on sache. Très vite, Étienne évoque ses activités professionnelles, en plein déploiement, son assurance te bluffe. Il s'enquiert des titres des bouquins que tu as publiés et en commente les couvertures en les visualisant sur Internet – lui aussi écrit et rêve de publier – regarde également le site de ta boite en faisant là encore quelques remarques. Il semble valider ta petite personne. De ton côté, tu apprécies son charisme de leader, ça t'impressionne un peu malgré tout. À moins que ce ne soit ses yeux. Tu restes une grande fille toute bête.

Vous convenez de vous revoir très vite. Étienne te propose de venir en scooter, tu n'auras pas à prendre ta voiture, il possède un deuxième casque. Vous pourrez aller flâner dans Paris.

Voilà un homme prompt à agir, à prendre des initiatives. C'est très agréable de se sentir guidée... ça te fait du bien de ne pas décider. Quelques jours plus tard, tu te pointes au rendez-vous en pantalon, pour être plus à l'aise. Face au scooter, tu n'as rien perdu de tes réflexes d'autrefois et grimpes à califourchon – Olivier t'emmenait à moto lorsque vous vous êtes connus, et tes pieds repèrent vite les étriers pour se poser. C'est parti. Tu étreins Étienne délicatement au niveau de sa taille, qu'il a plutôt fine (pas de bedaine, fait notable à votre âge). Ce serait dommage de tomber à la renverse à la première accélération.

Tu as noté la douceur avec laquelle il t'a aidée à boucler la sangle du casque sur ton menton, sans emprisonner tes mèches de cheveux. Tu apprécies – comme beaucoup de femmes – ce mélange de délicatesse et de fermeté chez un homme. Qu'il puisse être dur et tendre, décider mais être à l'écoute, à la fois romantique et rock'n'roll, pragmatique et rêveur, sensible et fort. *Pas facile non plus d'être un homme*, penses-tu... *Compliquées les meufs*, tu en es consciente... en tant que spécimen et mère de trois garçons.

Mais pour l'heure, tu as envie de ne penser à rien, perdue au milieu des pots d'échappement qui sentiraient presque bon et de la frénésie de cette soirée qui commence, accrochée à un homme qui te plait. C'est bon de sentir la vie battre en toi. « C'est beau une ville la nuit », dixit Bohringer. C'est beau Paris que tu redécouvres, le nez au vent, sur son scooter, tu as vingt ans. Peu ou prou. Ça démarre sur les chapeaux de roues.

Cette première virée nocturne se transforme en balade romantique dans les méandres de Montmartre. Circuit touristique avec quelques incontournables. Étienne a garé le scooter et vous poursuivez à pied. Diner pizza (médiocre, on paie le lieu charmant) en terrasse dans une ruelle montante et pavée, au milieu de couples étrangers venus découvrir en amoureux la vie parisienne. (La série *Emily in Paris* semble avoir drainé de nombreux touristes attirés par l'élégance et l'art de vivre à la française, un peu éloignés de l'idéalisation de la fiction.)

Très vite, Étienne se remet à se raconter, tu te racontes aussi, tout paraît naturel. Une rencontre, c'est un déballage de vies. Très vite aussi, il te propose de te faire lire ses écrits, bien sûr tu acceptes, ce sera une autre manière de le découvrir. Il t'enverra une pièce de théâtre et la première partie d'une histoire autobiographique. Et il te demande la prochaine fois de lui amener des exemplaires de tes bouquins. Il a l'habitude de lire, il dévore, et là, ce sera particulier. Il a envie de t'effeuiller. Très vite encore, il te parle de l'analyse qu'il a entreprise, depuis vingt ans en thérapie lacanienne.

– Lacan, je connais pas trop... ça a l'air costaud, te risques-tu.

(Enfin, un homme qui travaille sur lui, censé pouvoir se remettre en question). Il te glisse :

– Aujourd'hui, j'ai mis le désir au centre de ma vie... Enfin...

– Comme tu as raison ! (*Tu devrais l'imiter,* penses-tu.)

Avec un beau sourire et ses yeux verts qui en disent long aussi, il te confie :

– Mon analyste me dit que je suis narcissique.

C'est touchant un homme qui se dévoile ainsi. Quel bonheur que cette transparence ! Il te fait voir en lui comme dans un livre, et tu es un peu ivre. À ce stade, tu ne livres rien de ta névrose d'abandon, de ton syndrome de sauveur et ton insécurité affective. C'est un peu tôt tout de même... mais bois ses paroles avec délectation. Comme le vin italien dont vous vous resservez à plusieurs reprises. Qui a dit que tu n'aimais pas, toi aussi, cette douce ivresse ?

Après le petit restaurant italien, vous repartez en scooter pour aller admirer la vue sur la butte. Assis l'un à côté de l'autre sur les marches, il continue à se raconter. Il fait nuit, le son de sa voix te berce, tu te sens bien. Il te détaille tous ses faits d'armes professionnels face à ce fantastique panorama, les bruits et les lumières, le souffle de Paris. Il ne fait pas froid.

Puis, c'est un dernier verre, vous êtes les derniers d'ailleurs dans un troquet Place du Tertre qui ferme et commence à débarrasser les tables, toutes sauf la vôtre, jusqu'à ce qu'enfin vous payiez. Vous laissez un bon pourboire pour le serveur sympa. C'est un endroit où tu es venue quand tu avais vingt ans. Décidément.

En vous quittant, il te serre dans ses bras, et tu le laisses faire, tu te laisses faire. C'est doux. Mais il ne t'embrasse pas. Pas encore.

Dans le taxi qui te ramène chez toi, tu regardes l'heure : il est trois heures et demie du matin, la maison est plongée dans le calme et le noir. Tu as prévenu Arthur que tu risquais de rentrer tard, pour qu'il ne s'inquiète pas.

En t'effondrant sur ton lit, tu te dis : « Ça y est, j'ai rencontré quelqu'un ».

Étienne Étienne
Juillet 2023

Le cap franchi pour Arthur, et ta rencontre avec un homme qui te plaît, c'est beaucoup en si peu de temps. Et assurément, tu es tombée sous le charme d'Étienne. On s'habitue à la tristesse comme à la grisaille, oubliant qu'ailleurs, le bleu existe encore. Tout ce bonheur encore frais t'étourdit.

Quelques jours après la balade montmartroise avec lui, alors que tu sors du théâtre avec tes amies d'enfance, celui-ci t'appelle. Dans la chaleur du soir, vous échangez, tu t'es postée, portable sur l'oreille, un peu en retrait pour pouvoir bien l'entendre, ne pas perdre une goutte de cette voix qui t'envoûte dans cette nuit délicieuse. Quand tu raccroches et rejoins ta bande, ton amie Sophie éclate de rire.

– Paula, ça doit être important cette conversation.

– !?! Mouais... Pourquoi ?

– Tu t'es même pas rendu compte, regarde, tu étais adossée à cette grosse poubelle, à laquelle tu t'agrippais, et tu n'as pas arrêté de la caresser langoureusement, tout en téléphonant. C'était génial ! ! J'aurais dû filmer...

Tes sens visuel et olfactif sont comme anesthésiés. Ton *body language* t'a trahie. La vie pulse en toi dans cet été parisien avec une légèreté nouvelle.

Étienne t'a envoyé ses écrits récents en fichiers dont son récit autobiographique, en cours d'écriture (il te le présente de cette façon) et souhaite ton avis : sur la forme et le fond. Échange de bons procédés, tu lui as fourni tes romans, il a hâte de te découvrir au travers de ta plume. *(Va-t-il là encore te valider, aimer ton style, les histoires que tu racontes ?)*

Un soir, installée dans ton lit, tu commences à feuilleter les quatre-vingts premières pages du récit très personnel d'Étienne écrit sous le « je », pages que tu as imprimées pour pouvoir les parcourir tranquillement en les savourant sur papier (il t'arrive souvent de t'endormir avec un bouquin niché dans tes draps, tombé au moment où tu piques du nez). L'écriture biographique agit comme un accélérateur d'intimité, de dévoilement des âmes. Ce peut être dérangeant de découvrir l'autre par ce prisme mais l'envie de mieux connaître Étienne reste plus forte que la gêne, et il t'a proposé d'emblée et sans pudeur de le lire.

Tu n'es pas déçue du voyage... après quelques pages, tu te redresses contre tes coussins le long du mur, découvrant un Étienne qui se fout à poil, au propre comme au figuré. Il y décrit l'extase et les orgasmes XXL d'un sexagénaire qui éprouve l'amour physique et tantrique dans les bras et entre les doigts fins d'une toute jeune prostituée asiatique, et lui fait découvrir en retour des jouissances paroxystiques. Le tout se déroule dans l'ambiance calfeutrée et parfumée de l'antre d'un salon de massage chinois d'un quartier chic parisien. Les descriptions détaillées – tu notes au passage quelques belles qualités narratives – des péripéties et contorsions sexuelles des protagonistes (dont un héros sémillant au mieux de sa forme) créent en toi un malaise qui vire rapidement au dégoût. Entendons-nous bien : ce n'est pas tant le recours à la prostitution qui te dérange, mais les questions que suscite ce partage alors que vous venez à peine de vous rencontrer. *Pourquoi t'a-t-il fait lire ceci ? Comment n'a-t-il pu calculer l'effet que cela produirait sur sa nouvelle conquête de plus de soixante piges ? Croit-il qu'ainsi, il va te mettre l'eau à la bouche ?*

Par ailleurs, l'emphase avec laquelle il décrit les jouissances 360° de la jeune Chinoise censée découvrir des plaisirs exquis avec ce client « extraordinaire » te laisse perplexe. Vantardise ? À aucun moment, il ne s'interroge sur le fait que celle-ci « simule » peut-être par conscience et contingence professionnelles. La réalité et la précarité de cette jeune prostituée, vraisemblablement obligée de se soumettre à ce « job », et la sensibilité de la jeune femme (au-delà de celle de ses organes génitaux), ne sont jamais abordées. Elle apparaît purement et simplement réduite à l'état d'objet sexuel, un corps plastique sur lequel le héros assouvit ses fantasmes et exerce ses prouesses de mâle vieillissant.

Tu reposes, atterrée, les feuilles volantes qui s'éparpillent sur ton lit. Et respires un grand coup. *(Celle-là, on ne me l'a jamais faite...)* Loin de t'exciter, cela te donne la gerbe.

Tu décides d'écrire un message à Étienne.

Tout en louant certaines qualités stylistiques de son écrit (tu ne veux pas casser l'auteur en puissance), tu lui fais part du malaise produit par la lecture de son texte. Extinction totale de ta libido *(un thème tu le sais qui lui est cher et qu'il travaille ardemment).* Son manque d'empathie affichée t'a coupée dans ton élan, et tu ne te sens plus en capacité de poursuivre votre relation. C'est dit.

Tu appuies sur « envoi ». Déçue, mais soulagée, tu finis par t'endormir.

Aide et entraide
Juillet 2023

Pour Arthur, ce mois de juillet est aussi marqué par une autre « admission » : la concrétisation de sa demande de soutien dans une structure médico-sociale. Un « HDJ » (Hôpital de Jour), où il va pouvoir continuer à se reconstruire.

Après un entretien avec le psychiatre et la psychologue, il est admis dans l'établissement auquel il a postulé, une Fondation créée il y a plus de soixante ans dans le but d'offrir des relais en journée à l'hospitalisation. Elle intervient dans le domaine de la psychiatrie, des addictions, du spectre de l'autisme, des troubles psychiques afin que chacun puisse retrouver sa citoyenneté et sa liberté.

Adhérer à cette structure rassure Arthur, cela va lui apporter l'étayage complémentaire pour préparer sa rentrée. Cette fois-ci, il a su demander de l'aide et a mené à bien ce projet avec son psychiatre.

En ce qui te concerne, le sentiment du « devoir accompli » depuis qu'Arthur a obtenu son bac et a pu s'inscrire en fac te donne envie de t'investir davantage dans l'association qui t'a tant soutenue pour transmettre un peu de ce que tu as reçu.

Que se serait-il passé si cette amie, ayant eu une sœur malade alcoolique, ne t'avait parlé d'Al-Anon à la fin d'un déjeuner en 2020 où, désespérée, tu t'étais confiée ?

Parmi les trois piliers du fonctionnement Al-Anon, le « service », tourné vers l'action, permet à l'association d'exister avec un seul but : aider les proches de malades alcooliques.

Ce matin, tandis qu'Arthur dort encore, une pensée t'est venue...

Par le passé, tu as œuvré pour toutes sortes de causes dans le cadre de ton métier de communicante, permis de faire connaître des produits plus ou moins utiles, parfois futiles, promu des services ou fait connaître des entreprises de toute nature. Jonglant pendant des décennies avec les notions de notoriété, image, considération et autres concepts de communication. Pour des multinationales de l'alimentaire, des cosmétiques, des médicaments, des jouets, des produits d'équipements ou des produits d'hygiène, pour des grandes causes ou des ministères... Du local, national, international... public et privé. Des grosses boites ou des toutes petites. On peut dire que tu as quelques heures de vol au compteur... Alors...

En matière de notoriété auprès du grand public, Al-Anon est encore loin du compte. L'existence de ces groupes de parole est un secret trop bien gardé. L'anonymat qui fait partie des principes fondateurs rime avec invisibilité. Et le sujet des ravages de l'alcool sur l'entourage souvent oublié des médias.

Tu décides de t'investir dans un nouveau service, de te brancher au comité « d'information publique » de l'association pour accomplir un bout de ta douzième étape : Faire connaître ce qui t'a d'une certaine façon sauvée.

L'idée a germé tandis que tu prenais ton petit déjeuner et contemplais une bouteille en verre vide... En plus de l'écriture de ce récit, ce sera ta contribution.

Alcôve
Fin juillet 2023

– Oh non, ne me fais pas ça. Ne NOUS fais pas ça !

Le long mail d'Étienne commence ainsi. Après la réception de ton message scud annonçant que tu souhaitais mettre fin à cette relation naissante, à la lecture de son écrit ayant provoqué ton extinction de libido, il s'est fendu d'un long, très long texte, une belle plaidoirie avec des mots choisis. Un cri de révolte : Comment est-ce possible de « tout gâcher » alors que cette histoire si prometteuse n'a même pas commencé ? Avant toi, il n'avait jamais ressenti une telle proximité et cette rupture précoce est une catastrophe. Son erreur majeure a été de t'envoyer cet écrit, affirme-t-il. *(Pas faux).* De plus, promet-il, ce n'est pas réellement autobiographique, mais très « exagéré, voire fictionnel ». Il reconnaît en avoir fait des tonnes, par provocation peut-être, admet-il. Par esprit rebelle aussi, face à une éducation qu'il qualifie lui-même de trop BCBG, à mots couverts (pour le coup, les mots, il les découvre).

– Je ne suis pas le vieux sale et libidineux que tu sembles imaginer ! Il s'insurge.

Au passage, il te balance que ces accusations refléteraient davantage TES propres projections et blocages. Et vlan. (Et s'il avait raison ?) Il termine son mail en t'interrogeant :

– Y a-t-il une moindre chance que ta libido renaisse de ses cendres ? Et t'accule :

– Soit tu me gardes tout entier dans l'acceptation de toutes mes dimensions, soit tu me jettes.

Après avoir lu et relu le long mail, vaincue par ses mots, tu capitules.

C'est oui. Tu acceptes de le récupérer avec toutes ses dimensions, y compris les plus sombres (l'image de ton enlacement de poubelle te revient à l'esprit). Est-ce par faiblesse ? Par ce principe sacré de la seconde chance que tu défends ?

Ta décision prise, vous enchaînez alors quelques semaines de roucoulement.

Re-balades en scooter dans Paris, terrasses gourmandes et longues confessions. Bonheurs et joies de la rencontre qui te grisent. Pourtant, dans un coin de ta tête, une petite brume résiste.

Vous vous retrouvez régulièrement chez lui, vers Montparnasse. Il loue un ancien atelier dont les murs sont couverts de rayonnages de livres qui montent jusqu'aux hauteurs de plafond vertigineuses. Le lit est installé dans une mezzanine perchée qui ressemble à une alcôve. Allongé, on touche le plafond en levant le bras et tu dois lutter contre tes tendances claustrophobes, d'autant que ta place est coincée contre le mur.

Les premières fois où vous faites l'amour, il te faut malgré tout chasser l'image de la jeune Asiatique. Tu n'as pas son élasticité supposée ni une connaissance approfondie du Kâmasûtra. Mais bon, vos ébats se déroulent en bonne entente, sans que ce ne soit non plus le total nirvana pour toi. Mais il embrasse très bien, langoureusement. Étienne est-il un bon amant ? Assurément, il se donne du mal et a étudié la question sous toutes les coutures. Pourtant, il y a une ombre au tableau, ses besoins sexuels s'avèrent effectivement considérables. Il a bien mis la « sexualité au centre de sa vie ». (« Étienne Étienne, Hm, tiens-le bien… De l'inédit, il aime à la folie… » Tu te souviens de la chanson de Guesch Patti des années 80 qui a bercé tes soirées déjantées…). Étienne te confie le plus naturellement du monde au fil de vos discussions son addiction au porno, ses multiples explorations (bi)sexuelles et lorsque vous évoquez l'épisode qui a failli faire tourner court votre histoire naissante, il tente de te rassurer : « Tant que tu me combles, je n'ai pas besoin d'aller voir ailleurs »...

Pour l'instant, vos accouplements se poursuivent à un rythme intensif. Tout est intense d'ailleurs et tu commences à t'épuiser entre les nuits blanches et ses sollicitations dans tous les domaines. Il t'a partagé aussi son projet d'ouvrage professionnel très avancé, dans lequel il a théorisé sa pratique de management, au travers de trois cents pages bien étayées, schémas à l'appui. Jugeant que tu as certaines qualités narratives et stylistiques d'après tes publications, il t'a demandé de l'accompagner dans ce projet, de lui en faire une relecture et des corrections, « si tu veux, bien sûr ». En réalité, cela représente un travail conséquent, plusieurs heures par jour qui amputent ton temps d'écriture personnelle et comme à ton habitude, tu éprouves certaines difficultés à dire NON et à fixer tes limites. Il se réjouit de tes suggestions pour son travail qu'il juge pertinentes. *(Merci)*. Rendre service est une forme de réflexe pour toi, on l'a vu, avec ton bon vieux profil de sauveuse...

Tu parviens quelque temps à tenir la distance et assouvir ses besoins. Jusqu'à ce fameux week-end. Après une deuxième nuit blanche où cette fois, tu as repoussé à plusieurs reprises ses assauts au cœur de la nuit, ayant besoin de dormir, te pelotonnant contre le mur dans ton drap, le jour se lève enfin. Étienne s'extirpe du lit, frais comme un gardon, excité comme une pile à six heures du matin, et descend à son bureau travailler l'écriture de son bouquin. Alors que tu n'ouvres qu'un œil refermé aussitôt pour ne pas attirer son attention *(ouf, je vais pouvoir dormir et récupérer)*, il te lance de son bureau d'un ton déterminé et légèrement menaçant (en tout cas, c'est ainsi que tu le perçois) :

– Surtout, quand tu te réveilles, ne bouge pas. Reste dans le lit... Promets !

Dont acte. Pétrifiée, tu peines à te rendormir dans cette alcôve qui maintenant ressemble à une prison. Ta décision est prise...

En réalité, vers huit heures, loin de t'exécuter, tu prends la tangente, et tu esquives l'alcôve avant d'avoir eu ton compte. Dehors, tu humes l'air de Paris, soulagée et libre.

Le lendemain, tu l'appelles pour lui expliquer que non, décidément, tu n'y arrives pas, cette relation n'est pas pour toi, que tu dois rester à l'écoute de tes propres besoins, et que là, vous différez sacrément. La sexualité, certes, c'est important mais pour toi, ce n'est pas au centre de ta vie. Il se défend, argumente avec son talent de négociateur point par point jusqu'à ce que tu concèdes.

– Et puis, je suis désolée, mais je ne suis pas amoureuse.

C'est le coup de grâce. Il accepte de mauvaise grâce et clôt la discussion avec aigreur.

– Non, c'est moi qui suis désolé pour toi !

Libérée et un peu triste, tu raccroches. Cette phrase te renvoie à tes déficiences, comme s'il avait mis le doigt là où ça fait mal, ton incapacité.

Tu repenses à cette phrase de Sagan : « J'aimais l'amour, mais je n'aimais personne. »

Puis à la réflexion après quelques jours, tu t'apaises.

Un texto de sa part te conforte dans ta décision :

– Je viens d'entamer un nouveau roman dont tu es le centre. Je me régale. Ça va être un texte fort, à la fois je l'espère drôle et féroce. Merci de m'avoir servi d'objet d'inspiration. Étienne.

Quelques années auparavant, tu serais restée sous le charme de cet homme séduisant et narcissique. Sous emprise. Tu as déjà donné et pour une fois, tu as réussi à dire non.

Légèreté estivale
Mi-aout 2023

Piquée au vif par ce que t'a dit Étienne sur tes incapacités amoureuses, tu as ouvert ton clavier pour te remettre à fureter sur le site de rencontres sans trop de conviction. Tandis que défile le carrousel quotidien de prétendants, une petite voix intérieure se moque :

À votre bon cœur, quelle sorte d'amour voulez-vous ? Il y en a forcément une faite pour vous. Des amours impossibles, des amours inachevées, des amours qui pouvaient être et n'ont pas été. Choisissez. Vous n'avez pas trouvé ? Avançons, le choix est encore vaste, on s'y perdrait... On pourrait y passer la vie... C'est bien le problème. Des amours qui consolent ou qui consument ? Les deux à la fois ? Non, cela ne va pas être facile, pas en même temps du moins. Mais oui, oui, vous pouvez empiler. Vous savez, ça ne se fait plus de nos jours une seule histoire d'amour, du premier au dernier jour, c'est un peu vieux jeu. Ah, et vous voulez plusieurs histoires à la fois ? Pourquoi pas ? Polyamours, oui, ça se fait aussi, c'est encore niche, vous savez, en général ça ne dure pas très longtemps. La question est là. Voulez-vous du durable ? Une histoire longue, très longue qui s'use tout lentement, qu'on répare au jour le jour, du recyclable qu'on raccommode jusqu'à n'en plus pouvoir, qui devient comme un vieux cachemire fatigué et confortable ? C'est un bel investissement, ça demande des efforts aussi... Ne croyez pas. Vous craignez l'ennui ?

Vous voulez changer de page, aller à la rubrique « passions » ? C'est à part, on a longtemps hésité dans le classement. Certains prétendent que ce n'est pas de l'amour, ça fait trop mal, ça vous brûle en un éclair, ça vous mange l'âme. Tout le monde n'aime pas... L'intensité c'est comme avec le café, force dix ristretto, ou tout doux voluto au choix... Vous me dites qu'on ne peut pas choisir, qu'on ne décide pas ? Oh que si, je vous garantis. Il y a même du réchauffé dans mon catalogue, les amours mortes qu'on rallume à défaut d'autre chose, les tièdes ramollis qui s'embrasent à nouveau, sans savoir pourquoi...

Je sais, je vous l'accorde, c'est compliqué.

Attention ! Ne refermez pas le catalogue ! Pas si vite ! Vous avez encore des beaux printemps à venir ! Si, si ! Mieux vaut l'incendie qu'un cœur en hiver !

Tu as éteint ton ordinateur…

En fin de compte, sais-tu ce que tu recherches ? Ce dont tu as besoin ? Ce dont tu as envie ?

Rentrée des classes Septembre-octobre 2023

Longtemps, le mois de septembre a été ta hantise. Rentrée des classes, rentrée des crasses. Jeu de mots foireux qui dissimule ta peur durant toutes ces années après cette période de vacance(s). Après le *farniente* (pour ceux qui peuvent en profiter), la France se remet en route et se restructure autour du travail. Reprise des élèves, rétablissement des rythmes. Le mois de Re… Renouveau, ou Retour des galères…

Avec la phobie scolaire et la déscolarisation d'Arthur qui a suivi, cette période a souvent été synonyme d'espoir patiné de crainte, suivie par la dure confrontation au réel.

Mais répétition n'est pas synonyme de fatalité. C'est un des nombreux psys d'Arthur qui lui avait servi cette phrase et tu la lui rappelles tandis qu'il s'inquiète :

– La fac est énorme, je vais me retrouver avec des hordes d'ados, tout ce que je déteste !

Arthur a passé son mois d'août à la maison, se rendant chaque jour dans sa « structure », pour se réacclimater progressivement au rythme, au groupe. Pendant ce temps, tu as pu commencer à écrire ce récit, tranquille à la campagne.

Retrouver une forme de « normalité » dans un environnement « hors normes » – où il côtoie toutes sortes de cas de troubles psychiques, plus ou moins lourds – semble lui faire le plus grand bien dans sa réaccoutumance à l'autre. Un laboratoire de la relation ? Arthur remet en perspective ses propres fragilités, se frotte à un univers pétri de fêlures et de bosses humaines. D'amitié aussi, puisqu'il a noué dès le début de nouvelles relations. Il se sent également en grande confiance avec le psychiatre qui le suit. Conscient de la force aidante du groupe, il ne nie plus le besoin de soutien. Quel progrès par rapport aux rentrées précédentes.

Mais l'équilibre reste fragile :

– C'est vrai, j'espère que je pourrai continuer à y aller. Faudra que je voie avec mon emploi du temps.

Il a de nouvelles cartes en main pour aborder cette rentrée. D'ailleurs, en parlant de carte, fin août, il a reçu son nouveau passeport, son Graal, sa carte d'étudiant. Avec son nom, sa photo, un numéro – sa joie quand il a ouvert l'enveloppe boursoufflée que tu avais négligemment laissée sur la commode d'entrée, là où s'amasse le courrier... Une danse *pow-wow* dans le jardin, brandissant le bout de plastique :

– Ça y est ! Je vais pouvoir aller partout ! Les musées...

– Avoir des tarifs spéciaux partout !

La fierté dans ses yeux d'appartenir enfin à la grande famille des étudiants... d'appartenir, tout simplement.

Arthur affronte ses deux premiers mois avec courage entre ses cours à la fac et ses demi-journées en hôpital de jour. Il parvient à garder un rythme, sans les refus d'obstacle ni désertion des bancs de l'école. Son alarme résonne très tôt, pour avoir le temps de se réveiller en douceur, de faire parfois une séance de sport avant les cours, prendre une douche froide (ses bons vieux remèdes éprouvés). Vigilante, tu l'interroges régulièrement (en veillant à ne pas avoir l'air angoissé) sur son ressenti, sa charge de travail. Les premiers « devoirs » sont sources de stress et tu l'aides à sécuriser cette reprise décisive (difficile de reprendre la route après un accident qui vous a menés à l'hosto...)

En quelque sorte, c'est ta rentrée à la fac aussi... Et tu travailles d'arrache-pied pour le premier exposé d'Arthur qu'il doit présenter avec deux jeunes filles de sa filière. Tu l'aides à faire un plan, coup de main pédagogique nécessaire. Un premier faux pas pourrait être délétère dans son cas.

Au passage, tu découvres avec un plaisir non dissimulé l'anthropologie et la sociologie, Goffman, Foucault et autres têtes pensantes se dévoilent à toi, dans des domaines aux antipodes de ce qui te fut enseigné par tes études et tout au long de ta carrière : il s'agissait alors d'aborder le monde surtout sous l'angle de l'entreprise, et du « business », avec le plus souvent, quelque chose à vendre à quelqu'un.

Analyser d'un autre point de vue la société dans son ensemble – non réduite à des consommateurs potentiels – nourrit ton esprit critique.

Consciente que ces « coups de main » ne devraient pas devenir systématiques, tu te forces à lever le pied. Arthur doit progressivement apprendre à se gérer pour prendre son envol.

Au-delà de sa masse de travail, de la horde d'étudiants dans laquelle il parvient à se fondre peu à peu, persiste un autre danger. On le sait, tu le sais, il le sait. Arthur, cet été, t'a déclaré :

– Il ne faut pas que je boive, au moins jusqu'à Noël, pour enclencher mon année. Et puis, je ne veux pas être associé à ça dès le début d'année.

Bien sûr, tu l'encourages dans cette voie sans toutefois en faire trop... et de ton côté, tu fréquentes toujours avec assiduité tes groupes, pour continuer à lâcher prise.

Jung & Co.
Octobre 2023

Arthur a repris le cours de ses études. Et toi, tes séances de psy...

Comme lui, il t'arrive d'être trop sensible. En sortant de chez Sabine ce jour-là, tu te sens mal à l'aise. Lorsque vous avez parlé de ta rupture avec Étienne, elle a peu commenté. Et surtout, une phrase qu'elle a prononcée t'a déstabilisée.

Quelle blessure a-t-elle réactivée, en te disant lors de cette séance que tu paraissais motivée par *la quête de sens plutôt que par la recherche de plaisir?* Sans doute, voulait-elle seulement souligner ton côté parfois trop « cérébral » et te provoquer ?

« Vous êtes quelqu'un de très *cortiqué* », a-t-elle dit par ailleurs... Tu visualises sous ta boite crânienne tes hémisphères cérébraux tels deux cerneaux de noix en ébullition...

Tout cela te renvoie à l'image de toi en petite fille responsable qui peinait à exprimer ses émotions et ses envies. Une besogneuse, enfant menue à la carrure d'athlète : soutien de ta maman, te bornant à ramener des bonnes notes et à ne jamais poser de problèmes. Partenaire de discussion sérieuse avec papa qui te demandait des conseils de grands... Confidente des conneries d'adolescent de ton frère que tu n'as jamais trahi et que tu admirais.

C'est ainsi que se dessine ton portrait. Responsable, chiante aussi à ton goût... Disons que c'est le rôle que tu t'es donné, et qui t'a maintenue dans une certaine sécurité, la condition pour te sentir aimée.

Tandis que pointe une fin de tunnel, cette image, cette part de toi réductrice, qui pourtant t'a guidée jusqu'alors dans tes réalisations professionnelles, ta construction sociale, ton indépendance matérielle commence à peser.

Cela fait plusieurs années que tu fréquentes Sabine avec assiduité. Ses conseils rejoignent les principes d'Al-Anon, comme parvenir à te détacher émotionnellement du problème d'Arthur, et te concentrer sur TES propres besoins. Cela t'a permis de faire un bon bout de chemin. Mais ce jour-là, durant cette séance à laquelle tu t'es rendue d'un pas un peu moins alerte, il est vrai, dans le regard de Sabine, tu as lu un reflet qui te pèse. Aurais-tu besoin de te détacher aussi d'elle et de l'image qu'elle te renvoie ? De couper ce cordon-là aussi ? Merci, Sabine, au moins, c'est la preuve d'une thérapie qui marche.

Quelques jours plus tard, lors d'un stage consacré à l'étude des spiritualités (quelle persévérante tu fais quand les sujets t'intéressent), une psychanalyste jungienne croise ton chemin. Martine est un peu plus âgée que toi, a roulé sa bosse au pays de Jung, a été graphologue également. S'intéresse à l'âme, l'Homme, les traumas, les ancêtres, la vie, quoi…

Tu prends rendez-vous avec elle pour une séance de psychogénéalogie. Pour voir. C'est dans un arbre généalogique bien plus vaste que l'arbuste papa-maman, aux ramures innombrables, pas toujours nommables, que peuvent se nicher des secrets à débusquer, des héritages immatériels qui pèsent comme des valises.

Malgré tout ce que tu as pu en dire, tu n'en as toujours pas fini avec les psys. Il est encore temps de grandir. Pas d'âge pour cela.

Ce ne sont pas tes premières accointances avec Carl Gustav Jung, fameux psychiatre suisse né en 1875, très ami de Freud avant que leurs divergences d'opinions ne les séparent. Il est mort en 1961, année de ta naissance. En quelque sorte, vous vous êtes croisés. (À moins que ce ne soit qu'une synchronicité, concept cher à Jung.)

Tu apprécies, au travers de ce que tu en as lu, son appétence pour l'inconscient collectif et la dimension spirituelle, la relation à l'infini, point central de la vie, selon lui. Même si ta connaissance reste superficielle, d'emblée, cet homme-là t'a parlé dans le creux de l'oreille.

D'ailleurs, tu as appris que Jung aurait inspiré indirectement la création d'Alcooliques anonymes. Le médecin aurait conseillé à « Rowland », un de ses patients alcooliques américains désespéré par ses multiples rechutes, d'essayer de se tourner vers la spiritualité.

Ce patient fréquenta le groupe d'Oxford, groupe historique des AA, se serait rétabli ainsi et aurait transmis le message.

Bill W., l'un des deux fondateurs, aurait écrit à Jung pour le remercier d'avoir ainsi influencé le mouvement. Jung aurait répondu qu'il évaluait l'alcoolisme comme étant une « Soif spirituelle », et que le traitement de Rowland était une extension de cette idée. Il pensait également que les gens avaient besoin d'en arriver à une « plus grande compréhension » d'eux-mêmes afin de surmonter de tels problèmes, et qu'il était potentiellement dangereux d'ignorer les besoins spirituels de chacun.

Un podcast de Jung sur la dépendance que tu as découvert par hasard – le hasard existe-t-il ? – t'a particulièrement marquée. On y explique que celle-ci ne serait qu'une conséquence, un cri ancien, messager d'un mal plus profond :

« Une blessure fondamentale liée à notre première relation dans le monde, le lien à la mère (pas forcément réelle mais archétypale).

Lorsque l'on naît, on n'existe que parce qu'il y a quelqu'un qui nous soutient inconditionnellement. Si cet amour inconditionnel n'est pas reçu ou perçu de manière sécurisante (mère absente ou dépressive, par exemple), l'addiction interviendra comme un raccourci pour anesthésier le vide qui reste. Rechercher le plaisir dans l'évasion (quel qu'en soit le produit ou le comportement d'ailleurs au-delà de l'alcool) serait une façon inconsciente d'esquiver la question : "Est-ce que l'on va m'aimer tel que je suis, de manière inconditionnelle ?". Regarder enfin sa partie obscure, celle qui n'a pas eu droit au chapitre, voir l'enfant qui n'a pas été vu et s'est conformé aux besoins des adultes pour pouvoir survivre serait une première étape nécessaire.[19] »

Une belle image est évoquée d'ailleurs :

« Dans la pénombre qui nous terrifie, ne résiderait non pas un monstre terrible mais, une fois la lumière faite, apparaît un enfant apeuré qui voudrait être pris dans les bras. »

On sait que Jung a été aussi très inspiré par le bouddhisme tibétain, et toi-même vois des ponts entre ces enseignements et cette pensée jungienne.

Enfin, le modèle d'« individuation » prôné par le psychiatre suisse te semble particulièrement pertinent. Il le définit ainsi, à la fin de sa vie :

---

19. Podcast *Plénitude en Réflexion* sur Youtube, « Ta mère est la guérison de ton addiction ».

« Processus par lequel un être devient un individu psychologique, c'est-à-dire une unité autonome et indivisible, une totalité ».

En ce qui te concerne, il te semble qu'il te reste encore, même à ton âge, du travail à accomplir, pour rendre à papa, maman, les anciens... César et tous les autres ce qui leur appartient. Devenir ENFIN ce noyau dur, insécable, et qui se suffit à lui-même. Un être indivisible... Hors des fusions, et confusions. Moins assoiffé, moins dans le manque.

Aimer sans souffrir
Octobre 2023

Les paires de chaussures sont sagement rangées devant cette petite salle donnant sur la cour fleurie d'un vieil immeuble du 18e arrondissement, en cette matinée d'octobre.

Il ne s'agit pas d'attendre des cadeaux du père Noël, mais plutôt d'espérer (du moins essayer) de se délester, à l'issue de ce stage, d'un certain nombre de fardeaux, psychologiques pour la plupart. Dans la série *Je suis névrosée mais je me soigne*, tu t'es inscrite à cet atelier animé par Véronique Kohn, la psychologue spécialiste en relations amoureuses dont tu as parlé et dont tu suis depuis quelques mois avec intérêt – pour ne pas dire addiction – les vidéos sur les joies et déboires amoureux, et comment y faire face. Lorsqu'elle a proposé ce séminaire à Paris sur un week-end, tu t'es précipitée pour t'inscrire. On te sait adepte des groupes de parole, cette fois-ci il ne va pas s'agir de relation à l'alcool mais bien d'amour... (Est-ce si différent ?)

Avec Al-Anon, tu as appris à te livrer sans fard sur des sujets intimes et compris combien l'authenticité de ces partages peut être puissante pour évoluer.

Ton mug de café à la main, installée confortablement sur ces canapés bas, tu observes tranquillement le groupe de participants : trois hommes, cinq femmes, de tous âges, des compagnons de route venus pour deux jours apprendre comment « aimer sans souffrir » ou du moins « éviter les souffrances inutiles en amour ». Déjà, l'effet groupe se fait sentir : tu n'es pas seule, vous n'êtes pas seuls, galériens de l'amour et, d'emblée, une ambiance chaleureuse s'installe. Des regards et des sourires s'échangent entre bras cassés et cœurs fragiles.

C'est la première fois que tu rencontres Véronique en *live*, mais il te semble déjà la connaître.

Les règles du groupe sont rapidement posées (non-jugement), puis s'engage un tour de table sur vos motivations respectives.

C'est la cour des Miracles, chacun déballe ses incapacités et ses frustrations. Ton voisin s'exprime, un homme un peu plus âgé que toi, au regard candide. Il vit une relation « insécure » où l'attente des textos de sa chérie (qui manifestement établit sciemment une distance émotionnelle) le fait vivre dans l'huile bouillante. Un autre participant voisin a renoncé à la sexualité et recherche une partenaire qui l'acceptera sous cette condition. Une jeune femme célibataire hantée par le désir d'enfant ne peut entamer de relation sans la peur au ventre, tant l'enjeu de trouver celui qui cochera toutes les cases (géniteur, amant, mari, amoureux...) est lourd et que scande le tic-tac de son horloge biologique. Et ainsi de suite. Pour tous, l'amour, sa recherche ou son manque sont source de souffrances plus ou moins insidieuses et aigües. Aucun des participants ne vit ses relations avec sérénité. Véronique capte toutes ces histoires sans faire de commentaires mais sa force d'écoute agit déjà comme un baume. Enfin, elle prend la parole. Elle enregistre en temps réel son speech sur son portable, ainsi peut produire au débotté dans l'impro ses vidéos YouTube. De la spontanéité, de la répartie. Des paroles qui recadrent, déconstruisent, font du bien. Jamais elle ne crée de distance entre elle et son auditoire, considérant qu'on subit tous ces mêmes injonctions sociétales, on hérite des mêmes impératifs biologiques. Si nécessaire, elle n'hésite pas à se citer en exemple, à montrer sa propre vulnérabilité. Elle commence :

« On souffre de l'espoir du rêve amoureux. Je veux quelque chose, je ne l'ai pas, c'est ce qui me fait souffrir. Nous vivons aussi dans une idéologie de l'abondance : je peux avoir ce que je veux, le choix est infini. Plus on a de l'abondance, moins on sait choisir, c'est la limite du système capitaliste du "toujours mieux ailleurs". Ainsi, on entretient le manque. C'est pareil avec un partenaire amoureux, on est nourris de l'illusion qu'il existe une bonne personne qui comblerait tous nos besoins. En fait, ce sont des mythes. Le Prince charmant et la Princesse. Le couple et la famille idéale sont des modèles qui fondent notre vision et génèrent de la frustration. Le couple, comme vecteur et promesse de bonheur, est une construction, le couple comme seule source d'épanouissement, une religion, la croyance d'un au-delà meilleur pour supporter l'insupportable. Dans la réalité, on peut être une femme épanouie sans avoir d'enfant, un célibataire heureux, et l'on peut être malheureux comme une pierre tout en étant en couple »...

Silence de l'auditoire. Les visages sont perplexes. Ton voisin Robert lève la main.

– Oui, mais concrètement, si ma copine ne répond pas à mon texto, ça m'empêche pas de souffrir...

Véronique joue avec son bracelet avant de répondre :

– C'est important déjà d'être conscient de ces croyances car ces attentes créent notre malheur et une insatisfaction chronique. Mais par rapport au texto de Georgette, c'est encore autre chose qui se joue... on est des êtres multiples et complexes.

Elle reprend une gorgée de thé avant de poursuivre :

– On est aussi des êtres biologiques, avec un bon vieil héritage dans notre cerveau reptilien. Chez le reptilien qui est en mode survie, pétri de réflexes, la solitude c'est terrible, c'est associé à la mort. Si Georgette ne répond pas, c'est la mort en vue, c'est l'angoisse biologique de cette solitude éternelle... Lutter contre la biologie avec notre raisonnement, c'est possible. On est humains, on peut apprivoiser le sujet en l'explorant. Et je dirais même qu'il y a encore plus que ça...

Robert s'est instinctivement penché en avant pour ne pas perdre une goutte des explications de Véronique qui continue :

– Cette peur du manque de l'autre s'organise sur nos mémoires traumatiques du tout-petit pour qui la solitude est synonyme de mort. Pour peu qu'on ait vécu des carences d'attention, c'est terrible. On devient des mendiants de l'amour. C'est une question de survie – du moins c'est ce qu'on croit inconsciemment. Donc, quand Georgette ne te répond pas, c'est cette peur-là que tu revis, Robert.

– Et concrètement ?

– On peut décider d'arrêter d'alimenter le manque et d'en souffrir. Savoir que quand Bibi ou Georgette nous manquent, on peut satisfaire ses besoins autrement, mettre en place des ressources multiples pour répondre à ces besoins : affectifs, de sécurité, d'intimité, sexuels... Se comporter en adulte, être le bon parent pour soi par rapport à ce tout petit enfant et se dire : « Robert, tu n'as plus trois mois, si Georgette ne répond pas au texto, si au pire elle t'abandonne, tu as des tas de ressources alternatives pour continuer à t'en sortir, tu ne vas pas en mourir... » En fait, il faut accepter la souffrance et la peur de perdre. D'ailleurs, en acceptant cette peur, en gagnant en autonomisation de soi-même, on est le plus à même de garder l'autre, de cultiver une relation paisible... On lui met moins le grappin dessus, on se met moins la pression. On a tout à gagner. En acceptant qu'on puisse tout perdre justement, on devient plus serein. Ce qui est en jeu, finalement, c'est notre capacité à traverser ces moments de vide insoutenable. C'est là que la spiritualité intervient d'ailleurs.

Le groupe est plongé dans le silence. Un oiseau chante dans la cour. Écoute-t-il les paroles de Véronique ?

– En fait, je ne vous ai pas dit qu'on pouvait éviter complètement la souffrance – le libellé du stage, c'est « souffrances inutiles », souffrir fait partie intégrante de notre condition humaine : on arrive de l'illimité pour débarquer dans le limité, ce n'est pas simple... Et on va tous mourir – mais il s'agit en attendant de ne pas rajouter de la souffrance à la souffrance. Vous n'avez pas d'amoureux en ce moment ? OK, dites-vous bien que c'est comme ça maintenant. Acceptez. Dites-vous « il y a ce qu'il y a », accueillez !

Tu entends « yaskia », tant cette phrase est prononcée vite, tel un mantra. Véronique poursuit :

– Et profitez du moment, ressentez combien en réalité en cet instant même, il ne va rien se passer, vous êtes vivant, en sécurité, là dans votre canapé ou sur votre coussin. Faites-vous un thé, prenez du chocolat si vous aimez ça.

La recette du carré de chocolat qui remplace un chéri peut paraître simpliste mais, derrière la posture de la coach, tu retrouves la sagesse de l'acceptation, propre à de nombreuses approches spirituelles. La conscience de ce qui est, ici et maintenant, où notre monde intérieur, loin de s'écrouler, peut devenir un havre de paix.

À la pause, les participants se dirigent naturellement vers le thé et la tablette de chocolat noir apportée par Véronique. Les échanges sont fluides et sincères.

Le lendemain, vous abordez comment la recherche de l'intensité dans une relation peut être une addiction. Le point de vue de Véronique est à ce sujet également très clair :

– Être accro à l'intensité et la passion, c'est aller au-devant de déceptions et des frustrations. Ça ne peut durer, la relation intense et idéalisée, du moins pas tout le temps à 100 %. Un partenaire est limité, on est limité, il y a toujours un moment où l'on sort de l'idéalisation, où l'on est rattrapé par la réalité. C'est le principe d'impermanence… Tout passe, les joies comme les chagrins, d'ailleurs, c'est la bonne nouvelle… On ne peut espérer rester dans un système tout le temps positif sur tous les plans. Il est possible de vivre l'intensité dans d'autres domaines. Même dans le vide, si l'on persévère, au bout du tunnel, il peut y avoir cette intensité, cette extase. C'est ce que les maîtres spirituels nous enseignent.

(Balaise, niveau cinq chaussures pour atteindre cette zénitude, mais intéressant, penses-tu).

Tandis qu'approche la fin du séminaire, Robert, toujours sans texto de Georgette, lance :

– Finalement, on n'a besoin de personne ?

Le groupe se sépare sur ces bonnes paroles, vous constituez un groupe WhatsApp, qui sait, vous resterez en contact...

Le soir, tranquillement installée dans ton salon – Arthur est dans sa chambre – tu repenses à ce stage, un petit carré de chocolat à portée de main pour accompagner ton déca et ponctuer la fin de ton plateau-repas. « Yaskia ». *S'il n'y a pas, c'est pas si grave après tout. D'ailleurs, où caserais-tu l'amoureux s'il se pointait dans ta vie en ce moment ?*

Pour une fois, tu n'es pas loin d'y croire. Pas que de la méthode Coué. Serais-tu en train de lâcher prise ?

Une histoire à suivre, une fois retombés les effets du stage. Ce sont tes dernières réflexions avant de brancher ton temps de cerveau disponible sur une série débile à la télé.

Mères du Sud
Octobre 2023

L'exploration de ces contrées ancestrales, avec l'aide de Martine, te permet de nouvelles avancées. Lors de la première séance, elle te fait dessiner ton arbre généalogique sur une grande feuille de Canson avec des crayons de couleur. Il s'agit d'essayer de remonter le plus possible sur les traces de tes ascendants, en notant leurs prénoms. À toi de choisir les couleurs, et la forme des liens que tu établis – ou pas – entre ces divers personnages qui soudain reprennent vie, dans ce cabinet haut perché non loin de la rue des Martyrs (tout un programme) dans le neuvième arrondissement parisien. Bien sûr, dans ton dessin subsistent de nombreux trous dans la raquette, mais l'arbre est bien fourni. Tes connaissances de l'histoire familiale se sont nourries des récits autobiographiques rédigés par tes parents, à ta demande. Tu leur offris en guise de cadeau de Noël un cahier à chacun, à soixante-dix ans environ, pour que leurs jolies plumes puissent se raconter. Un cadeau intéressé en quelque sorte...

pour eux et la descendance. Ces deux œuvres parfaitement reliées – ton père s'était chargé d'en faire la mise en page puis de les « sanctuariser » en beaux livres – occupent une place de choix dans ta bibliothèque. Ainsi, tes parents continuent de veiller sur vous tous, postés dans les rayonnages.

Sous les yeux de Martine, ta main maladroite fait peu à peu apparaître un petit monde sur le papier. Te voilà entourée, précédée plus exactement de ces vies, trajectoires et croisements qui ont abouti à ta naissance. Selon la psychogénéalogie, les évènements, les traumatismes et les secrets vécus par nos ascendants peuvent impacter nos existences, se prolonger comme une sève dans notre histoire présente. Solder les transmissions qui empêchent et explorer l'inconscient de notre système familial aiderait à prendre conscience de nos propres *bugs* pour les surmonter. Une citation de Jung pour éclairer cette approche :

« J'ai toujours pensé que j'avais à répondre à des questions que le destin avait déjà posées à mes ancêtres mais auxquelles on n'avait encore trouvé aucune réponse. »[20]

En ce qui te concerne, une question en particulier te taraude : *Comment être femme et mère à la fois ? Comment ne pas s'oublier ?* Une question à laquelle les femmes de ton arbre ont tenté de répondre bien avant toi.

Lorsque Martine commence à te faire commenter les bizarreries de « ton arbre », d'abord tu râles. Pas trop envie de tripatouiller le pathos. Puis elle ajoute, un sourire bienveillant dans les yeux :

– Paula, il ne s'agit pas de s'en remettre une couche avec ces fardeaux, plutôt de les identifier et de s'en délester, arrêter de réparer des histoires dont on a hérité malgré nous.

(Au passage, tu te dis qu'il est possible en France de refuser un héritage patrimonial mais quid de ce type de passif ?).

20. C. G. Jung, *Ma vie*, Folio.

Elle poursuit :

– On peut aussi pêcher dans les histoires de nos ancêtres des compétences et des forces inspirantes. Des parts de lumière.

Voilà qui te rassure, ta mauvaise humeur a fait pschitt.

L'histoire de deux de tes arrière-grands-mères en particulier te parle dans le creux de l'oreille.

Tout d'abord du côté maternel corse, celle de Madeleine. Celle-ci fut femme de berger, dans ce petit village de montagne à côté de Corte. Loin de l'image douce et bucolique des bergers et bergères, ton arrière-grand-mère eut une vie rude, mère de onze enfants dont six seulement survécurent. Elle dut les élever en grande partie seule, son mari, ton arrière-grand-père, partant faire les transhumances durant des mois entiers avec son troupeau. Pourtant, ta mère raconte :

« Quand on arrivait au village chez ma grand-mère, il y avait toujours des petites brioches en forme de cœur confectionnées pour nous. Elle s'était levée aux aurores pour cela. »

Il se dit aussi qu'elle avait ouvert « une sorte de bar » dans sa propre salle à manger, apportant ainsi de la joie au village avec des chants polyphoniques, et un surplus de subsistance pour elle et sa famille. Tu ressens de l'admiration pour cette petite femme en noir, travailleuse acharnée au grand cœur... comme ses petits pains, qui parvint un peu à transcender son seul rôle maternel.

Côté paternel maintenant, Germaine semble te faire des clins d'œil depuis la cime de ton arbre. Elle divorça à une époque où le fait était rare, eut trois maris. Quand tu racontes à Martine que *by the way* dans le cadre de ton métier de publicitaire, tu avais orchestré avec ton agence en 2016 le « retour de Germaine sur terre » pour les pâtes Lustucru, vous rigolez bien, elle adore les synchronicités, en bonne jungienne qu'elle est. Germaine chez les Martiens et ses pâtes aux œufs a été une icône publicitaire dans les années 80.

Mais revenons-en à cette arrière-grand-mère, qui n'est pas un personnage de télé ou de fiction... Elle mena une vie de femme libre, sans concession, et en paya le prix fort au début du vingtième siècle.

Lors de son premier mariage avec Pierre-Louis (celui dont tu portes encore le nom), Germaine, déjà mère de deux enfants, « fauta » avec Joseph, un « ami » proche du couple. Celui-ci vendait des articles de voiliers à Sète et fit travailler Germaine dans la confection de ses voiles... De fil en aiguille, d'autres choses se tissèrent entre eux et ainsi naquit dans le secret Henri, ton futur grand-père. Lorsque le mari trompé découvrit le pot aux roses (l'histoire ne dit pas comment), Germaine et Henri furent chassés du domicile conjugal, et Germaine prit son petit dernier sous le bras. On peut imaginer le scandale dans la petite ville de Sète de l'époque, mais aussi l'énorme sentiment de culpabilité de Germaine, d'avoir ainsi brisé l'harmonie familiale. *(Sentiments que tu peux ô combien comprendre*). Un malheur n'arrivant jamais seul, cet enfant (Henri, ton grand-père), comme marqué par l'opprobre, fut atteint à l'âge de cinq ans par une polio qui le laissa boiteux. Un lien très fusionnel unit la mère et l'enfant, aux dires de ton grand-père qui parlait de sa mère avec adoration. Germaine dut chercher à protéger cet « illégitime », ce troisième enfant particulier.

Elle se remaria avec Joseph après son divorce, mais son bonheur conjugal fut écourté car ce dernier décéda à cinquante-deux ans. Elle connut sur le tard une dernière fois l'amour avec un « gaucho » revenu d'Argentine, dernier mari dont tu as trouvé la photo sépia dans la malle aux trésors familiale : santiags et chapeau de cow-boy... Ton père l'appelait « l'oncle Alfred » et en gardait de beaux souvenirs.

L'histoire de cette grande amoureuse t'inspire... Fidèle à son fils et à ses amours, elle tenta à sa façon de se départir des injonctions faites aux mères de se « sacrifier » en tant que femmes pour servir les autres, les enfants, les hommes... avant que ce modèle patriarcal ne soit remis en question. Mais se débarrasse-t-on aussi facilement des modèles ? Quid du coût caché de la culpabilité ?

Ta mère, elle, eut beaucoup de mal à en sortir. Et toi, qu'en feras-tu ?

Quand Henri rencontre Arthur Octobre 2023

L'observation de ton arbre élargi lors de tes séances de psychogénéalogie suscite d'autres points d'intérêt. Dans le jeu des sept familles, tu t'es trouvé des ressemblances avec Germaine, ton arrière-grand-mère. Comme toi, tombée enceinte d'un troisième enfant « hors mariage », ayant élevé en partie seule un enfant plus « fragile ». Comme toi, Germaine a brisé un foyer sous l'élan de ses pulsions amoureuses et a divorcé.

Elle eut Henri, toi Arthur. Deux prénoms de rois. Y aurait-il d'autres points communs entre Arthur et son arrière-grand-père ? Arthur aurait-il souffert d'un sentiment d'illégitimité, lui aussi ? Vis-à-vis de ses frères et de la société ? Ce « demi-frère » qui peine à trouver sa place et tend à se positionner comme « le vilain petit canard boiteux ».

Revenons sur la vie d'Henri quelques instants. Lorsqu'avec Tristan, enfants, vous rendiez visite à ce grand-père, vous étiez terrorisés par cet homme handicapé si particulier qui, « du haut de sa petite taille », tendu sur sa canne, imposait sa dignité dans une forme de sévérité. Son allure claudicante, son chapeau posé de travers, ses bretelles qui tenaient son pantalon de jardinier vous impressionnaient. Il vivait dans un vieux moulin à la campagne, de guingois comme lui. Tout au long de son existence, il cacha d'autres fragilités dont il devait avoir une honte profonde. En effet, il n'avoua le secret de sa « bâtardise » à ton père, son fils unique, que sur son lit de mort.

Lorsque vous échangez sur ce destin familial, Martine pointe combien la culture du secret peut être délétère dans une famille.

A contrario, libérer la parole, sortir du silence donne accès à son histoire à chaque membre de la famille, lui permet de comprendre et se construire, en apportant les pièces manquantes du puzzle de son inconscient et de son identité.

Mais Henri est aussi un bel exemple de résilience. Il se vengea de son destin par les études en accumulant les diplômes et par sa grande culture. Malgré son infirmité et son veuvage précoce, nouveau coup dur (il perdit sa femme alors que ton père n'avait que huit ans), il parvint à élever son fils unique – ton petit « Papa des Étoiles » – le menant jusqu'à réussir une grande école d'ingénieurs. Plus notable encore, il lui apprit aussi à nager, à faire du vélo alors que lui-même tenait à peine debout. En revisionnant la vie de ce grand-père, la force de cet homme qui fit face à des fragilités visibles et invisibles te saute aux yeux, sa soif absolue de trouver une place, sa place... Martine te lance :

– Tu peux raconter cette histoire à Arthur. Le courage « hors-norme » de cet arrière-grand-père pourrait être inspirant pour lui.

Oui, toi aussi, tu crois au bienfait de « parler les histoires » comme elle dit.

« Libérer les histoires qui nous libèrent », cela ferait un joli credo...

Que l'on croie ou non à cet impact transgénérationnel, une certitude, cette histoire-là parle, plus d'un siècle après.

Un verre ne suffit pas
Novembre 2023

Ce premier trimestre à la fac avait pourtant bien commencé. Hélas...

Again... Depuis dix jours, chaque soir, tu crains de franchir ton portail et essaies de reculer ce moment en multipliant les sorties. Un soir, tu es même allée te réfugier chez une amie pour y dormir et ne pas vivre cela à nouveau.

Toujours la même scène, la poubelle remplie de canettes vides, le cendrier qui dégueule de longs mégots – quand Arthur boit, Arthur fume. À ton arrivée, tu aperçois d'abord le cendrier qui déborde et imagines le reste. Il est soit à l'intérieur de la maison à faire des allers-retours incessants, dévalant l'escalier de sa chambre au salon en se cognant, en passant par le frigo où le produit est stocké, bien rafraichi – la porte du frigo s'ouvre et se ferme avec fracas à intervalles réguliers, soit Arthur se tient dans le jardin, clope au bec, grosse canette à la main, assis ou chancelant, perdu. Les oscillations de son corps sont perceptibles, une vibration du malheur qui rend flous tous ses gestes.

Tu captes enfin son regard, avec cette lueur qui part dans le vide. Il faut souvent un instant avant qu'Arthur, écouteurs sur les oreilles, ne t'aperçoive dans sa brume. Il ânonne des phrases alourdies qui se traînent dans l'effort qu'il fait pour articuler et parler « normalement ». Tu les absorbes, ces mots, comme un buvard. Tu piques ses mégots dans le cendrier et les fumes. Tu t'es remise au tabac, puis montes te calfeutrer dans ta chambre. À deux heures du matin, un soir, tu l'entends faire des vocalises dans la salle de bains – des chants gutturaux mongols.

Les quelques discussions que vous avez sont nauséabondes et attisent cette soif dévorante et la colère qui l'accompagne. La question « tu as bu ? » devant les cadavres de bières est un non-sens. À quoi bon lui demander quand il compte aller se coucher. Rien ne sert de lui rappeler qu'il a cours le lendemain. Cela fait dix jours qu'il « sèche ». (*Ironie du vocabulaire.*)

Un des premiers soirs de sa rechute, tu l'as observé de la fenêtre : Seul à sangloter longuement dans le jardin, sa musique dans les tympans et dans son trip. Un tableau de Goya. Son visage était mangé par les ombres, grisé, transformé, misérable. Quand tu t'es inquiétée auprès de lui, voulant le consoler, il t'a dit :

– Maman, laisse-moi, s'il te plait, je suis bien, tellement bien. Au moins, ça sort.

Pourquoi tu veux pas que je sois heureux ?

Coups de poignard, réminiscences des miasmes de ces nuits glauques que tu avais cru révolues.

Comment cela a commencé ? Plutôt recommencé ? Sans surprise, par un verre... le verre de trop pour un alcoolodépendant.

Cet été, Arthur s'est octroyé « un soir » par mois, dans l'illusion du contrôle possible. Les « permissions » (à « consommer avec modération ») étaient notées dans son calendrier, il les attendait même, et s'y tenait au début... Puis, ce fut tous les quinze jours, et depuis la mi-octobre la fréquence s'accéléra encore face à la charge de travail croissante, les efforts trop lourds, les sollicitations trop nombreuses sans doute, l'angoisse. Devant son désarroi, alors que tu l'interrogeais pour l'aider, il t'avait hurlé – sobre cet après-midi-là :

– Tu comprends pas ma souffrance ! Y a pas que le problème de l'alcool ! J'y arrive pas !

Il s'était frappé la tête contre les murs de la cuisine en criant. Tu avais fui ce spectacle insoutenable et quitté la maison en apnée.

Bien sûr que tu le sais, l'alcool n'arrive pas seul. Quelques jours plus tard, l'alcool s'était réengouffré massivement dans la béance de l'anxiété.

Plus dure est la chute. Tant d'espoir mis depuis un an à soutenir Arthur, tant d'efforts. Une fois de plus, tu avais coché toutes les cases pour être la bonne mère : groupes de parole, soutien inconditionnel, pédagogique, financier, maternel. Remise en question de fond en comble (du moins, tu as essayé) de ta petite personne : te déconstruire pour qu'il parvienne lui aussi à (mieux) se construire. Tu croyais quoi ? Que ce serait une belle histoire ? Qu'il y aurait un happy end ? Le monde n'est pas *beautiful,* n'en déplaise aux partisans du *positive thinking.* La souffrance – as-tu oublié – fait partie du jeu. On n'est pas gagnants à tous les coups. Mieux, on est sûrs de perdre. On va tous crever.

Fin de tes projections idéalisées avec ton fils, son avenir radieux... Horizon bouché. On dit que l'espoir fait vivre, l'espoir tue aussi. Tes objectifs étaient trop ambitieux, tu t'y es maladivement accrochée.

Tout est remis en question. Arthur te confie que de toute façon, il ne veut pas renoncer à son envie de boire, et c'est le pire. *La vie sans ça est si triste, ennuyeuse,* on connaît la chanson. Il t'a même balancé :

– Tu préfères que je sois sobre et déprimé ? Que je me tranche la gorge en direct devant Romain, Raphaël et toi ? (Il s'est tout de même excusé après, mais c'était dit.)

La première étape du programme s'impose à toi, à nouveau. Tu avais oublié le Maître absolu.

« Nous avons reconnu notre impuissance face à l'alcool. Que notre vie était devenue incontrôlable. »

Une amie t'a heureusement rappelé que « le chemin est long, les rechutes, ça en fait partie » et conseillé de « confier ton fils à ta "Puissance Supérieure" ». Te voilà à nouveau au pied du mur.

Non
Décembre 2024

Elle est bien là ton impuissance. Avec Olivier que tu informes au téléphone, vous êtes désemparés, d'ailleurs, Arthur ne l'a plus vu depuis des semaines, depuis cette rechute. Il ne veut purement et simplement pas voir son père. C'est lui qui décide, toute-puissance dévastatrice. Au fil de ces mois, tu as pourtant appris à dire non, un peu mieux, un peu plus souvent. À poser des limites. Remettre un cadre qui a volé en éclats. Arrêter de subir ce déferlement. Secoue-toi.

Rendez-vous est pris avec le psychiatre de sa structure, tu ne l'as jamais rencontré, c'est le moment. *(Que lui raconte-t-il ? Jusqu'où ton fils cache-t-il ses consommations et désertions ?)*

Le psychiatre lui-même a proposé il y a quelques semaines de rencontrer les parents si ceux-ci le souhaitaient. Quelle bonne idée. Surtout rester factuelle et positive : tu t'es préparée au rendez-vous, une chance à saisir pour sortir de l'ornière.

Vous marchez tous deux dans la rue, l'entretien a duré une heure. Tu as découvert les lieux d'un œil – ressenti positif toutefois – tant tu étais concentrée sur le contenu de cette « séance » à quatre, avec le psychiatre et un autre soignant référent qui suit Arthur.

C'était censé être un partage. Arthur te regarde un peu abasourdi, gêné aussi :

– Ben, dis donc, t'en avais des choses à dire.

As-tu usé et abusé de ton temps de parole ? Tu sors vidée et soulagée. Les sujets que tu souhaitais aborder l'ont été : La rechute, les consommations quotidiennes, la vie à deux redevenue un enfer, votre lien qui devient toxique. Et tu as pu poser tes limites devant témoins : « Quand Arthur est revenu à la maison, la condition était qu'il se soigne. Qu'il ne boive pas à la maison. Il a rechuté, il compromet ses études, il est temps de siffler la fin de la récré. Plus d'alcool à la maison. » Arthur est mitigé, il y a eu un front face à lui, le psychiatre en qui il a confiance l'a challengé, d'un ton calme et assuré :

– Mais vous savez que votre consommation d'alcool n'est pas compatible avec votre projet ?

Sur le moment, il s'est défendu mollement et a balbutié, avec honnêteté :

– Sur le long terme, oui, mais là maintenant, j'ai pas envie d'arrêter.

Saloperie d'addiction. Sur ce, vous avez convenu, avec la caution du médecin, qu'Arthur ne t'expose pas à ses beuveries – remise en place de la règle « Pas d'alcool à la maison » – et évoqué la nécessité à moyen terme que vous ne cohabitiez plus ensemble. Une colocation devra être trouvée, pour l'autonomisation d'Arthur et ta santé psychique. Lorsque vous vous êtes quittés non loin de l'hôpital de jour, Arthur t'a lancé :

– Laisse-moi profiter, c'est mon dernier soir alors...

Il t'a répété que s'il arrête, c'est pour toi, car en vrai, lui n'en a pas la motivation.

De fait malgré l'entretien médical, les deux nuits qui suivent sont redoutables. Arthur a bien entendu « Plus d'alcool à la maison », mais te met au défi. Bien bourré à 11 heures du soir, il t'appelle, il est dans la rue, avec des copains :

– J'ai bu, alors, j'peux pas rentrer, c'est ça ?

– Ben, en tout cas, tu bois pas à la maison.

Plein de hargne, il négocie :

– Ça veut dire quoi ? Si j'ai envie d'aller boire, je vais derrière le portail ? *(Il y a toujours l'épicerie à côté de chez vous où l'on peut s'approvisionner de la dope légale tard dans la nuit.)*

– Non. Ne joue pas. Tu comprends très bien.

– Je peux pas savoir quand j'arrête, en fait, tu me mets à la porte, c'est ça ?

Il te laisse à peine le temps de répondre, d'argumenter, teste tes limites et interrompt brutalement la conversation voyant que tu ne céderas pas.

– C'est bon, j'rentre pas. J'préfère dormir dans la rue. J'ai plus de batterie d'ailleurs...

Il t'a raccroché au nez, et tu tentes en vain de le rappeler.

C'est insupportable de l'imaginer dehors à s'alcooliser. Avec qui ? Où ? Où va-t-il dormir ? Il fait froid et il pleut. Et s'il lui arrive quelque chose ? Tu recommences à culpabiliser et appelles Olivier qui ne répond pas. Tristan, heureusement, répond présent, compréhensif et bienveillant, il est minuit. Il te conseille de lui écrire un message, de lui redire que bien sûr ta porte sera toujours ouverte, mais que tu ne veux plus qu'il se saoule à la maison. Au cas où, les écrits restent...

Arthur te refait le coup, une autre nuit sans sommeil pour toi. Du temps pourri, du temps d'angoisse, pour réfléchir sur ton perron à fumer clope sur clope au cœur de la nuit, à la cruauté de la situation. *Qu'est-ce que j'ai fait pour, ça putain ?* Toi, tu n'as pas la picole pour t'apaiser, si tu avais un anxiolytique au moins... Si la vie, c'est ça... Tu décides de retourner voir ton médecin généraliste, celle qui est toujours de bon conseil. Car là, c'est ton corps qui parle, avec ses douleurs, une immense fatigue, des insomnies. Tu n'as plus vingt ans, quand bien même.

Dans le cabinet de la généraliste, tu t'épanches, et elle connaît la situation avec ton fils. Tout en te faisant une ordonnance pour des anxiolytiques, elle te raconte, de sa voix sautillante :

– Vous savez, c'est terrible ce que je vois, comme l'alcool détruit des familles, des familles entières. On n'imagine pas ! Tenez, j'ai une vieille patiente de quatre-vingts ans qui vit avec son fils de soixante ans qui est alcoolique, il n'a jamais travaillé, rien... a des tas de problèmes de santé. Ça fait quarante ans qu'elle l'entend tous les soirs rentrer et se cogner dans l'escalier... La dernière fois, puisque c'est elle qui vient chercher les médicaments de son fils, j'ai dit stop. Qu'il vienne lui-même. J'peux plus...

Tu la remercies en prenant l'ordonnance, et en tendant ta carte Vitale. Cette projection des vingt prochaines années, non, tu n'en veux pas. Définitivement NON. Plutôt crever, sinon.

Osez les pleurs Décembre 2023

Force est de constater qu'Arthur a absorbé une grosse part de voix de ce récit jusqu'à présent. *(Un enfant qui cherche sa place peut en occuper une énorme.)* Logique quand il s'agit d'aborder la dépendance et ce lien qui t'unit à ton dernier fils. Malgré tout, cela te pose questions. Au passage, Wolinski aurait dit : « La vraie question, c'est : "Comment profiter de la vie au maximum ?" La vraie réponse, c'est : "En évitant de se poser les vraies questions". »

On aura aussi remarqué que tu t'en poses toujours beaucoup, des questions...

Tu as peu raconté tes fils ainés jusqu'ici, tes autres amours.

D'ailleurs, prends-tu suffisamment de temps pour eux dans la vie qui se déroule à la marge de ces pages ?

Pour toi, Raphaël et Romain sont une immense source de joie, sentiment qui se noie souvent dans les problèmes d'Arthur. Eux aussi ont leurs soucis. Toi-même à leur âge as longtemps recherché l'écoute de tes parents. *(Aujourd'hui, tu les interroges encore, en cachette, guettant désespérément leurs signes de là-haut).*

C'est l'heure adulte des questionnements : tes fils aînés ont chacun à faire rentrer leur vie dans leurs rêves. À moins que ce ne soit l'inverse. Ce sont des moments difficiles et pourtant, tes fils te ménagent à leur manière. Rare qu'ils te mettent leurs problèmes sous le nez...

À ta manière également, de façon plus ou moins consciente, toi aussi as longtemps cherché à les épargner. Ne pas trop leur parler des problèmes d'Arthur, ne pas les affoler *(la mama gère)*... Au téléphone, tu t'efforces, dans tes conversations, d'éviter de t'étendre sur l'état de leur petit frère. Cette culture du non-dit et du verrouillage des émotions est aussi une marque de fabrique familiale, on l'a vu. On se protège par le silence, ou du moins, on le croit.

Cette nouvelle rechute d'Arthur après un an d'effort constitue un point de bascule. Il y a quelques jours, malgré l'entretien avec le psychiatre, lorsqu'Arthur a continué à s'alcooliser, à ne pas aller en cours à la fac, ton seuil de tolérance a été atteint.

À treize heures ce mardi, il ne décollait pas, tu as fini par te pointer dans sa chambre. Arthur a été odieux, comme quelqu'un qui cuve et agresse car se culpabilise. La fois de trop. C'est la violence qui a parlé à ta place. Pas contre lui, heureusement, ni contre toi, même si l'espace d'un instant, tu as eu envie de te balancer par la fenêtre pour en finir. À la place, tu es descendue massacrer la porte d'entrée à coups de pied en te tirant les cheveux. Des cris sortaient de ta bouche, des râles de rage. Qui est cette femme ?

Affolé par le vacarme, Arthur est descendu de sa tour d'ivoire, terrorisé de te voir ainsi.

La porte ne s'ouvrait plus.

– Mais qu'est-ce que j'fais, moi ?

La réponse, tu ne l'avais pas... Et pas envie de la chercher. Désemparé, il a spontanément appelé Romain, lui a parlé de longues minutes, tandis que dans le salon, tu « redescendais ». Puis, Romain a demandé à te parler, rien que vous deux. Tu t'es mise à te confier, tu pleurais au téléphone, ça faisait du bien, la douceur et l'écoute de ton fils. Un gros poids en moins, de l'émotion qui circule enfin.

Quelques jours après, au moment des préparatifs de Noël, les digues ont à nouveau lâché. Cette fois-ci, avec Raphaël, venu quelques jours à la maison. Tu t'es livrée. Imaginer encore vingt ans à guetter le retour d'Arthur bourré te donnait envie de tout foutre en l'air. Toi en premier. STOP. Que les nuits à l'attendre dehors sur le perron à cloper, c'était devenu ta vie mais que tu n'en voulais plus, n'en pouvais plus en vrai. Dans ces instants, oui, tu envisageais le pire. Pour t'extraire de la situation, au propre et au figuré. Raphaël a éclaté en sanglots.

Toi aussi. Encore un poids en moins.

Vous vous êtes serrés dans les bras. Cela faisait si longtemps que tu ne l'avais vu pleurer, ton grand. La dernière fois, il était tout petit, le front explosé sur des graviers, recousu à l'hosto. Un McDo après en récompense. Depuis, ses larmes se sont raréfiées ou cachées. Là, ça venait du cœur qui pleure. *Boys, don't cry.* Ben si, c'est bon un homme qui pleure.

Guillaume Le Blanc, philosophe, affirme « en osant, pleurer on ne fait pas que déplorer, on accuse, on réclame justice »... Ou encore « les larmes unissent les âmes ».[21]

Tu es bien d'accord. Ça fait tellement de bien de dire qu'on va mal à ceux qu'on aime.

L'amour circule.

Après, tu as rassuré Raphaël et promis. Non, tu ne ferais jamais de connerie – pour toi, aussi pour lui, tous tes garçons, son fils à lui, ton petit-fils... Juste que tu ne veux plus crever à petit feu. Tu es décidée à vivre. C'est l'option que tu as choisie.

---

21. Guillaume Leblanc, *Oser pleurer*, Albin Michel.

Une bouteille à la mer
Décembre 2023-janvier 2024

L'idée qui avait germé pour faire connaître l'association a pris forme. Une forme de bouteille de vin. Vide, en verre transparent, commandée sur Internet, qu'avec des amis de ton groupe, vous avez remplie d'un communiqué de presse sur le thème « Pour une personne qui boit, 5 personnes trinquent », afin de sensibiliser à la souffrance de l'entourage et lui proposer de l'aide. Une étiquette reprend le concept et habille élégamment la bouteille. Le tout a été glissé dans un joli sachet kraft, sur lequel vous avez apposé un autocollant qui rappelle « Opération Bouteille à la mer ». Ton ami Brahim, directeur artistique plein de talent, a accepté de travailler bénévolement pour cette cause, ainsi que d'autres personnes de bonne volonté, dont Gabrielle.

À s'y méprendre, cela ressemble à un cadeau de fin d'année, une bonne bouteille à partager – ou pas – au moment des fêtes. Eh bien, non, l'objet ne contient pas de saint breuvage... Il est juste destiné à être déposé en mains propres à des journalistes, prioritairement de radio, pour provoquer un électrochoc, leur demander de parler de vous, les proches. C'est un cri : « Nous aussi, on existe ! On aborde souvent le sujet du malade alcoolique, mais quid de l'entourage ? Trop souvent passé sous silence alors qu'il subit en première ligne la descente aux enfers du malade alcoolique... » C'est une alerte, à destination aussi de ceux qui souffrent en silence, sans produit pour se consoler.

Vous avez évité de cibler la télévision du fait de l'anonymat, principe d'Al-Anon qui protège la confiance de ses membres. Une voix à la radio avec un pseudo permet de témoigner avec authenticité, sans pour autant trahir ce principe sacré. Anonyme mais pas invisible, c'est également un argument mis en avant dans votre campagne pour faire sortir du bois votre association.

Mi-décembre, avec vos bouteilles, vous avez fait la tournée des grandes rédactions, après avoir épluché et compilé des fichiers pour trouver les coordonnées personnelles des journalistes. Décembre, moment des agapes, a paru un mois propice, juste à la veille du *Dry January* que le gouvernement français a choisi une fois encore de ne pas soutenir. Lobby viticole oblige. *(Hypocrisie démagogique et illogique. Tu en as largement parlé...)*

Dans cette aventure, ton dernier fait d'armes de publicitaire, Gabrielle, amie de ton groupe, s'est révélée une aide plus que précieuse. Votre binôme s'est avéré efficace, le tout s'est déroulé dans la fluidité et la bonne humeur. Vous vous êtes même retrouvées en mode coursier, à rigoler et à livrer vos plis spéciaux, à passer les contrôles de sécurité pour pouvoir racoler directement les journalistes... Rien ne pouvait vous arrêter. Gabrielle est comme toi, remontée à bloc, elle subit depuis des années l'alcoolisme de son mari qui fout sa, leur vie en l'air. Et une véritable amitié s'est nouée. (Cela fait partie aussi des effets collatéraux de l'alcool – positifs ceux-là).

Le miracle a eu lieu. Les journalistes ont répondu à l'appel, ça marche... En ce début de janvier, vous êtes sollicitées par les plus grands médias nationaux pour des émissions de radio et des articles dans des quotidiens référents. Des journalistes viennent même assister à certaines de vos réunions, tout en respectant dans leurs restitutions les principes d'anonymat.

Tu te retrouves ainsi un soir sur le plateau d'une émission radio grand public à témoigner en direct sous un nouveau prénom. Tu racontes encore l'histoire de ton fils de vingt-trois ans, malade alcoolique, à des centaines de milliers de gens cette fois. À parler de la souffrance de voir un être qu'on aime se détruire quotidiennement sous ses yeux. De cette France « open bar » où l'on est insuffisamment informé des dangers de cette « drogue légale », de la difficulté à refuser un verre quand on est jeune et malade alcoolique. Car oui, c'est une maladie, et l'on n'est pas tous égaux devant l'alcool. À tes côtés s'expriment un grand addictologue et la directrice d'Addictions France, formidables de bienveillance et d'intelligence.

Gabrielle assiste à l'émission en coulisse dans la salle de régie. Tu ressens un soutien immense.

Cette parole qui continue de se libérer te libère. C'est même devenu un projet familial, et Romain et Raphaël écoutent aussi l'émission, lisent les retombées de presse.

« Maman, toi, quand t'y vas... » (Ben, oui, les mamas corses...). Mais surtout, ils apprécient que de cette histoire dramatique de leur petit frère, « il sorte enfin quelque chose de positif ».

Bien sûr, Arthur est totalement au courant de l'opération, les bouteilles ont traîné dans le salon avant d'être déposées en rédaction. Il les a contournées négligemment pour effectuer ses exercices de muscu. Il observe en silence ton agitation, apprécie ton déterminisme, mais ne souhaite pas écouter les témoignages.

Quoi qu'il en soit, il semble porté dans ses nouveaux efforts de sobriété.

Gratitude
22 janvier 2024

C'était ton jour d'ouvrir la salle, et tu as disposé les chaises, puis la littérature sur la table. Rituel bien rodé. Le thème choisi de la réunion est « La gratitude ». *(Ce concept de gratitude peut paraître parfois galvaudé, pourtant, tu en as vérifié à plusieurs reprises le bien-fondé, même dans les moments les plus pourris de ta vie).*

Le tour de table habituel démarre, élargi du fait des nouveaux que vous essayez d'accueillir le plus chaleureusement possible. Grâce à la communication « Une Bouteille à la mer », de nouvelles têtes se pointent. Pour toi, sentiment d'un devoir accompli, de faire ta part, une goutte d'eau joyeuse dans un océan de souffrance. Un jeune homme de vingt-cinq ans, fils d'une mère alcoolique, a rejoint vos réunions récemment après avoir lu un article dans *Le Monde*[22] paru grâce à la campagne, et il prend la parole :

– Bonjour, moi, c'est Valentin, heureux d'avoir découvert ce groupe. En quelques semaines, ça m'a aidé à voir la situation autrement, à me sentir moins coupable et moins seul. Jusqu'à maintenant, c'est vrai que mon père a toujours essayé de cacher l'alcoolisme de notre mère, il a voulu nous protéger, c'était tabou. En fait, le problème était là et ce n'est pas le silence ou le déni qui règlent les choses. On savait tous dans le fond, mes petites sœurs et moi, que ma mère buvait. Si on avait pu en parler plus tôt dans ma famille, il y aurait eu plus d'entraide, moins de souffrance. On aurait pu soutenir notre père, on le sentait tellement malheureux, mais nous n'avions aucune prise. Aujourd'hui, c'est très réparateur de pouvoir au moins parler de ce sujet dans ce groupe. J'ai vraiment de la gratitude. Merci, les amis.

Bien sûr, tu ne peux t'empêcher de faire le parallèle avec les évènements récents dans ta propre famille. C'est la magie de ces réunions, les ricochets d'âme à âme. Cela te conforte dans ces derniers échanges avec Romain et Raphaël, qui ont permis de rétablir une forme d'harmonie au sein de ta famille. Tu enchaines :

– Bonjour, moi, c'est Paula, depuis plusieurs années mère d'un jeune alcoolique. La rechute de mon fils en novembre a été terrible. Je crois que j'avais placé trop d'espoir après l'avoir tellement porté depuis un an, et cru que le problème était définitivement réglé. J'avais juste oublié la première étape, l'impuissance face à l'alcool. Une amie d'Al-Anon m'a fait lire, après ma désillusion, un beau texte dans notre littérature sur « l'espoir pour 24 heures ». Après avoir replongé, j'ai décidé de m'en tenir à ça, vraiment… Un jour à la fois. Enfin, jusqu'à la prochaine, car moi aussi, je suis capable de rechuter dans mes travers… Quant au sujet de la gratitude, j'y ai

22. *Le Monde* du 3 janvier 2024, article de Pascal Santi, « Alcoolisme, des groupes de parole pour aider l'entourage ».

bien réfléchi... Sincèrement, j'ai énormément de gratitude pour le programme. Ici, j'ai tellement appris et j'ai rencontré de vrais amis.

En fin de compte, si j'en suis arrivée là, c'est fou à dire, merci à mon fils. Quand je vois ces dernières années, il m'a poussée dans de tels retranchements, j'ai beaucoup de gratitude pour le chemin qu'il m'a fait parcourir. Merci, les amis, de m'avoir écoutée.

Le regard que Gabrielle t'a jeté en dit long.

Les partages se poursuivent, puis la réunion s'achève comme de coutume sur la prière de sérénité :

« Mon Dieu,
Donnez-moi le courage
D'accepter les choses que je ne peux changer,
La force de changer celles que je peux,
Et la sagesse d'en connaître la différence. »

Rétablissement
22 janvier 2024

Voir défiler ces paysages urbains derrière une vitre t'a toujours inspiré un flot de pensées... Un genre de méditation ambulatoire dans le train qui te ramène chez toi comme chaque lundi.

De la gratitude, oui, tu en ressens... Tu as découvert ce qu'était le « rétablissement »[23], terme utilisé en Al-Anon et qui l'est aussi de plus en plus en psychiatrie.

23. Se rétablir, dans le cas d'une maladie mentale, c'est apprendre à accepter, vivre avec, gérer au mieux les symptômes, un jour à la fois, en faisant le deuil de toutes les perfections, les guérisons, les certitudes. Pouvoir faire face, avec ses hauts et ses bas, continuer à avoir des projets, profiter de chaque instant. https://www.psycom.org/sinformer/le-retablissement/le-retablissement-des-troubles-psy/

Ces épreuves traversées, ce chemin de creux et de bosses t'ont apporté une forme de rétablissement, en changeant ton regard et en faisant évoluer tes comportements : lâcher prise, accepter l'incertitude, abandonner les attentes irréalistes...

Rien de tout cela n'est inutile pour affronter la vie, cette drôle d'aventure.

Car comme un ami t'a dit un jour :

« La vie est une maladie dont on ne guérit pas ».

C'est ton propre rétablissement que ton fils t'a offert en t'embarquant dans ses gouffres.

Te poussant à retourner là où tout a commencé pour mieux t'en libérer...

Tu as pu débusquer la petite Paula prête à tout pour « sauver », sacrifiant sa soif d'insouciance, déjà responsable.

Aujourd'hui, tu prends soin d'elle comme de tes « autres » enfants.

En tant que mère et mais aussi en tant que femme, tu as évolué.

Il est temps de descendre du train, tu as failli laisser passer l'arrêt.

Café au marché
Février 2024

Arthur t'a rejointe au marché, vous prenez un café ensemble, profitant du beau temps revenu.

– Tu penseras aux raviolis au jambon ?

– S'y a pas trop la queue, promis...

Depuis plus d'un mois, il se régule, a repris goût aux raviolis entre autres. Ces moments calmes avec ton fils sont une respiration. Un peu plus d'un an qu'il est revenu... Malgré ses rechutes, tu ne peux t'empêcher de constater ses progrès, son courage, sa force. Il te raconte sa semaine de « vacances », il est beaucoup retourné dans sa « structure », en plus de travailler ses cours, pour combler ses retards accumulés lors de sa rechute de novembre. Café allongé pour lui, double expresso pour toi.

– Tu sais, maman, mon copain Julien, il m'inquiète.

– Ah bon ?

– Maintenant, c'est tous les soirs, en sortant avec un petit groupe, il boit. Plusieurs pintes... Comme si de rien n'était. Je le vois s'enfoncer, il déprime, et je crois qu'il est dans le déni.

– Ça fait partie du truc... Et puis, tu sais bien qu'on ne peut pas forcer quelqu'un à s'arrêter de boire... On est impuissants face à l'alcool...

– En plus, je ne suis vraiment pas légitime pour lui parler, c'est sûr... Je sais pas comment faire.

– Je regarderai à ma réunion, il y a un petit dépliant *Sa consommation d'alcool vous inquiète.*

– Je veux bien.

Vous avez fini votre premier café, commandez une deuxième tournée.

– Tu sais, c'est vraiment injuste d'ailleurs. Quand je vais boire un pot avec mes potes, eux qui boivent de la bière ont droit au « Happy Hour », moi, avec mes softs, non. Tout est comme ça avec l'alcool en France, la conso est encouragée...

– C'est sûr, c'est culturel de picoler... ça me débecte aussi.

– Empêcher les gens de boire, non, mais les informer des dangers, surtout les jeunes. Et de manière transparente, dire que c'est une drogue. Sans se réfugier derrière notre art de vivre et culture viticole ! C'est hypocrite, cette drogue licite !

Il ne croit pas si bien dire... C'est encore mieux quand ça vient de lui, un expert en quelque sorte. Tu abondes :

– Je suis bien d'accord. Il y a une convention de pensée en France comme quoi c'est normal de picoler. Tu sais que dans mon métier de publicitaire, on partait des conventions de pensée pour les remettre en question, et provoquer des changements d'attitude ou de comportement. Du coup, j'ai imaginé une idée de campagne, si l'on voyait un jeune s'injecter de l'alcool – se faire un shoot, quoi – avec un focus sur la seringue et une étiquette « Appellation contrôlée » ou je ne sais quoi... Plus un bandeau « À consommer avec modération ».

Arthur acquiesce.

– Pas mal... C'est vrai que ce « À consommer avec modération », c'est débile. Pour moi, ça équivaut à cinq pintes...

– Je sais, mon chéri, moi, c'est pareil avec le tabac. Si je fume, je ne sais pas m'arrêter. D'ailleurs, ça fait bientôt deux mois, je suis vraiment contente... Mais je serai addicte toute ma vie.

– Et moi, j'aurai toujours envie de boire. J'suis pas sorti du truc.

– Ben, oui, c'est une maladie chronique. Pour cette raison, le « 24 heures à la fois » fonctionne pas mal. C'est si dur d'en sortir.

Tu poursuis :

– D'ailleurs, c'est pour ça que j'écris toute cette histoire, la tienne et la mienne... J'espère que ça pourra en aider d'autres... Et puis grâce à toi, ça m'a fait me remettre en question... T'imagines pas...

Arthur se tait... Tu poursuis :

– D'ailleurs, je cherche peut-être un titre avec « les hirondelles »...

– Ah bon ?

– Oui, tu te souviens ? Une nuit quand tu m'avais réveillée pour me faire regarder cette horrible vidéo avec l'oisillon qui se crashe le long de la falaise, et que tu m'avais dit qu'il fallait que je m'y prépare avec toi.

Il a un léger mouvement de recul.

– J'aime pas trop me souvenir de ces moments... Mais oui, je me rappelle, il se cogne le long de la paroi avant d'être disloqué. C'est horrible. Et je t'avais réveillée pour ça ?

– Oui, il était trois heures du matin... Quelque temps plus tard, je t'ai aussi raconté une autre histoire, tu te souviens ? Celle du petit hirondeau qui n'arrive pas à s'envoler... puis qui, encouragé par tous, y parvient... C'est une histoire vraie en plus... qu'on m'a racontée en rando.

Un sourire passe sur son visage. La marque de l'ange, parait-il. Arthur acquiesce :

– Cette idée du collectif, c'est tellement vrai. On ne peut s'en sortir seul... En revanche, le titre avec les hirondelles, t'as pas peur que ce soit un peu niaiseux ?

– Si tu le dis...

Le serveur a ramené les cafés. Le soleil passe au-dessus de l'immeuble et illumine le visage d'Arthur, faisant tourner ses yeux au vert.

Une femme à la mère
Mai 2024

Définitivement, tu as laissé tomber le titre autour des hirondelles, trop « cucul la praline », même si cette idée de l'élan, de l'oisillon qui parvient à prendre son envol hors du nid te paraissait juste pour les protagonistes de cette histoire.

Un ami de ton atelier d'écriture t'a suggéré à la lecture du récit : pourquoi pas « Une femme à la mer » ? Derrière le jeu de mots qui renvoie à l'opération « Une bouteille à la mer », tu apprécies la justesse de cette combinaison pour évoquer la femme qui naît et se débat derrière la mère... À plus de soixante ans, il serait temps.

Une femme qui, telle une bouteille balancée dans l'océan un peu bringuebalante, a bon espoir d'arriver entière sur le rivage et transporte un message...

Te sont revenues à l'esprit les paroles de ce tube de Police en 1979 dans lequel Sting lance un appel à l'aide avec sa bouteille à la mer à lui :

« *I send an SOS to the word,*
I hope that someone gets...
I hope that someone gets...
My message in a bottle !!! »

La traduction en français t'amène sur ce couplet :

« Je marchais en plein air ce matin-là,

Je n'en crus pas mes yeux

Cent milliards de bouteilles furent repoussées sur le rivage par la mer

Il semblerait que je ne sois pas le seul à être seul... »

Sting aurait assuré aussi au Grand Oral du bac sur le sujet de la solitude. Décidément, elle « déchire », cette solitude criée à la face du monde.

Puis tu as échangé avec Romain, qui est un grand lecteur et a toujours été de bon conseil en matière culturelle.

« Une femme à la mer », cela risquait de faire trop « développement personnel ».

Il t'a recommandé « Soifs », avec un grand S.

Bien sûr, cela renverrait à l'alcool, à la dépendance.

Mais aussi, et c'est ce qui t'a plu, au désir, à la passion[24].

Car derrière cette épreuve, cette soif noire et inextinguible, une autre soif criait.

Un appel à vivre.

Changer de regard sur l'addiction
Février 2025

Fin novembre 2024, tu as participé à l'organisation d'une soirée évènement au Grand Rex à Paris. Ta contribution bénévole fut d'aider pour sa communication le producteur Jérôme Adam, à l'origine du film reportage *Tout pour être heureux ?* projeté lors de cette soirée.

Ce film documentaire traite des ravages de l'addiction dans les fratries et est inspiré de son histoire personnelle et familiale. Un très beau film, d'autant plus poignant quand on connait l'histoire de Jérôme devenu aveugle à quatorze ans et ayant perdu son frère

24. Définition Robert : Soif : désir ardent, impatient, passionné de quelque chose.

addict quelques années plus tard. Jérôme, à travers son documentaire, souhaite non sans un certain humour « faire changer le regard » de la société sur l'addiction et les fragilités psychiques, et organise de multiples ciné-débats en France. Sa société de production s'appelle « J'en crois pas mes yeux ». Il a créé une Fondation éponyme « Tout pour être heureux » visant à la prévention des conduites à risque des jeunes (via le développement des compétences psychosociales) dont le lancement fut annoncé durant cette soirée. Jérôme est un sacré entrepreneur, un homme inspirant et attachant.

La préparation de cet évènement mobilisa toute ton énergie de juin à novembre, et ce fut un soulagement que celui-ci soit un succès autour du concept « Nos futurs, donnons plus de futurs à nos jeunes ».

De plus, tu avais accepté de témoigner le soir même sur scène avant la projection du film au sujet d'Arthur. Une épreuve et un aboutissement car tes trois fils étaient là, nichés dans le parterre de la salle principale du Grand Rex. Raphaël et Romain étaient venus spécialement de l'étranger, assis aux côtés d'Arthur et de sa nouvelle amoureuse, dans la rangée des gros fauteuils rouges confortables de cette salle mythique. Tu étais fière de ta brochette.

Courageux, Arthur avait accepté de se rendre à la soirée, tu ne l'y avais pas forcé, tu avais même validé avec lui chaque mot de ton intervention. Ainsi, il ne voulut pas que, le concernant, tu parles d'hypersensibilité. « Tout le monde est sensible, c'est n'importe quoi ». Selon lui, « l'hypersensibilité », c'était une « source de business », un concept à la mode traduisant davantage l'incapacité sociétale à intégrer la sensibilité et la différence. Pour le reste, il était d'accord sur ta manière de présenter les choses, notamment pour expliquer comment l'addiction était intervenue dans un second temps comme conséquence de ses troubles anxieux et dépressifs, une sorte de mauvaise solution à court terme aux angoisses et à l'isolement, et combien le collectif et les approches pluridisciplinaires l'avaient aidé, car le lien humain répare.

Arthur avait quitté la maison quelques mois plus tôt pour rejoindre une résidence universitaire plus proche de la fac, un progrès dans votre entreprise de défusionnement mère et fils. Il entamait sa deuxième année de licence en sociologie et avait retrouvé peu à peu le goût des choses simples de la vie, et par-dessus tout, la confiance en lui. Il excellait dans cette matière sociologique, ses résultats te comblaient.

Il n'était plus dans l'autodestruction et acceptait même que l'on raconte son histoire, *au cas où ça en aiderait d'autres.* Sa capacité empathique était restée intacte.

Cette soirée a marqué un point d'orgue. Pouvoir partager en public, en dépit des stigmates, ce drame familial autour de la déscolarisation et de la dépendance d'Arthur, avec tous tes enfants, était un cadeau. Tu avais mis ton écharpe bleue aux motifs démultipliés d'œil grec « mataki » censé protéger du mauvais œil. Simple superstition, ou parce que ce bleu intense était paisible et profond.

La force d'Arthur au-delà de ses fragilités rayonnait au travers de tes mots sur cette scène kitch du Grand Rex. Nul ne connaissait l'avenir d'Arthur – ni de quiconque d'ailleurs – mais du moins, il semblait avoir retrouvé une envie de futur. C'était un message d'espoir.

Quant à toi, il y avait ce soir-là, en plus de tes trois fils dans la salle, quelques-uns de tes meilleurs amis, ceux qui t'avaient accompagnée par beau temps comme dans les grosses tempêtes, et des amis Al-Anon. Philippe était venu, son absence de rancune t'avait touchée.

Tu n'étais toujours pas en couple, mais à dire vrai, cela te préoccupait de moins en moins.

Étais-tu sortie de cette fichue dépendance affective ?

Pour une fois, il te semblait être en bonne compagnie avec toi-même.

Et pour une fois, tu te sentais en désaccord avec Eri de Luca affirmant dans son roman *Seul on est moins qu'un.*

L'amour était partout.

En avais-tu fini avec le manque ?

Femmes, je vous aime
Juillet 2025

Enfin il y a eu, au cœur de l'été, ce message de Raphaël sur le *WhatsApp* familial.

« Uma menina » était en route. Une petite fille, ta première petite-fille.

Fendant les temps et réparant l'abîme.

Romain a répondu :

« Je pensais qu'on était condamnés aux garçons. »

Tu t'es sentie ivre de joie.

Épilogue
Faits et chiffres

Ainsi s'achève ce récit. Nul ne connaît la fin ultime de cette histoire, mais écrire un bout de cette épreuve a été libératoire. Tu as porté ce texte comme une béquille, il est temps de t'en séparer. Le souhait que tu formules, c'est que d'autres puissent trouver à leur tour un éclairage, un soutien, comme tu as eu la chance de pouvoir en offrir à Arthur.

Chaque année, 800 jeunes de moins de vingt-cinq ans meurent des effets de l'alcool en France. Ils n'ont pu bénéficier des mêmes appuis sociaux ou financiers que ton fils. On n'en parle pas. Qui les a protégés ? Malgré les alertes de la Haute Autorité pour la transparence de la vie publique, les recommandations scientifiques de l'Inserm et le constat de la Cour des comptes sur le coût social[25] de l'alcool pour le pays, les pouvoirs publics ferment les yeux et cultivent une ambigüité délétère.

Il n'existe pas de réelle politique de prévention axée sur les jeunes, au mieux une prévention des risques, avec des campagnes qui incitent à « alterner un verre d'alcool avec un verre d'eau ».

---

25. Ce coût social pour la collectivité est énorme, évalué à plus de 114 milliards d'euros annuels. Par comparaison, le recul à 64 ans de l'âge de la retraite dans la réforme de 2023 permettra une amélioration du solde financier du système de retraites de 13,6 milliards d'euros à l'horizon 2030... soit 5,66 % du coût des dépendances aux seuls produits dits licites.
(Challenge).

Ces mesures sont utiles dans certaines circonstances, mais délirantes pour des dépendants.

Aucune pédagogie n'existe au niveau scolaire, contrairement à ce qui est fait dans d'autres pays plus responsables sur le sujet. Les alcooliers redoutent la prise de conscience de l'opinion sur les dangers de la molécule éthanol sur la santé, notamment celle des jeunes dont le cerveau est en formation et qu'il s'agirait de protéger le plus longtemps possible du premier contact avec la substance. L'apparente baisse de consommation d'alcool, argument utilisé par les lobbys pour défendre les intérêts alcooliers, masque en réalité une hausse de la dépendance. En effet :

« Malgré la baisse très médiatisée de la consommation d'alcool en France (elle est deux fois moins importante qu'en 1960), il apparaît que 58 % du volume est aujourd'hui consommé par 10 % de la population[26] » *(Challenges)*. Le bataillon des consommateurs alcoolodépendants cueilli au plus jeune âge est ainsi créé et largement choyé par les alcooliers.

Ces groupes industriels excellent pour affiner leur stratégie marketing et proposer des produits très accessibles qui favorisent l'addiction. Comme les vins de la misère à un euro cinquante ou les bières « de clochard » à un euro dont tu as abondamment parlé. On est loin des productions nobles artisanales des viticulteurs qui font la fierté du patrimoine culturel français.

Entretenir l'amalgame dans l'esprit du public entre ces produits toxiques, créés pour l'alcoolisation des plus faibles, et l'art des petits vignerons, coûte très cher à la société. Des milliards sont faits sur le dos de la santé publique, au prix de drames collatéraux de l'alcool : familles détruites, violences, accidents.

26. Extrait article 7 juin 2023 de Challenges : « Alcoolodépendance : tragédie sociale et drame économique ».

À quand une vraie campagne de sensibilisation qui, comme autrefois pour les antibiotiques, expliquerait que « l'alcool, c'est pas automatique »[27], qui montrerait que « fête ne rime pas forcément avec alcool » ? En 1991, une campagne de sensibilisation anti-alcool remporta un succès considérable. L'accroche « Tu t'es vu quand t'as bu ? » marqua les esprits. Cela date un peu, hélas...

Porter ces sujets à la connaissance des politiques et du public est le combat de grands médecins addictologues[28] et d'associations comme Addictions France qui interviennent auprès des médias.

Heureusement, l'opinion publique semble frémir avec de nouvelles prises de conscience. Lorsque la journaliste Léa Salamé a fait remarquer, certes sur le ton de l'humour, à l'humoriste Artus qu'il était « devenu chiant car il avait arrêté de boire », cela a soulevé un tollé populaire. De nouveaux modèles sont peut-être en train d'émerger : on peut être drôle sans boire. Il faut les encourager.

Hier, tandis que tu marchais dans la campagne, tu t'es dit que cet écrit serait ta contribution pacifique dans cette évolution.

Chacun à son niveau, et notamment en tant que parent, peut être davantage informé et responsabilisé pour mieux aider son enfant.

De plus en plus de jeunes se cherchent et parfois se perdent dans la maladie psychique, jeunes en souffrance en quête de place, de leur raison de vivre. Ils sont les symptômes d'une société en manque de repères et d'avenir, malade à bien des égards.

Quel avenir leur fabriquer ? Quel vol groupé d'hirondelles pour les embarquer ? Nous, adultes, connaissons des solutions, à nous de les mettre en place pour eux. Car ils sont notre printemps.

---

27. *Référence à une ancienne campagne de santé publique pour limiter la prise d'antibiotiques dont le slogan était « Les antibiotiques, c'est pas automatique ».*
28. *Dr Amine Benyamina* Comment l'alcool détruit la jeunesse. La responsabilité des lobbys et des politiques.

ANNEXES

Conseils pour les parents accompagnant un enfant en souffrance psychique

Mettre son propre masque à oxygène

Comme dans les consignes de sécurité en avion : **aidez-vous d'abord pour pouvoir aider votre enfant**. Cela signifie :

- Ne pas s'oublier dans son rôle de parent.
- Se préserver pour rester un soutien stable et solide.

Se faire accompagner

- **Ne pas rester seul(e)** : consulter un médecin, un psychologue, un psychiatre.
- L'accompagnement professionnel est essentiel pour éviter l'épuisement et poser un cadre de soin adapté.

Travailler sur soi

- Le changement commence en soi : améliorer sa posture, ses réactions, son regard sur la situation.
- Un changement de perspective peut renforcer les liens familiaux et ouvrir des portes vers le mieux-être.

Adopter une approche systémique

- Un enfant en souffrance peut refléter un **déséquilibre familial ou sociétal**.
- Penser en termes de **système** permet de mieux comprendre les interactions et les leviers de changement.
- Les thérapies familiales peuvent être très efficaces.

Participer à des groupes de parole

- Ces espaces permettent de l**ibérer la parole, rompre l'isolement et trouver du soutien**. Voire sortir de la « codépendance » : il est vital de se détacher du problème de l'autre pour retrouver sa propre vie, et être plus à même de l'aider.
- Exemple : Al-Anon pour les proches de personnes souffrant d'addiction à l'alcool (informations sur le site : al-anon-alateen.fr)

Témoigner et partager

- L'écriture, le partage d'expérience peuvent être des **leviers de résilience**.
- Cela aide à sortir du sentiment d'impuissance et à redonner du sens à ce que l'on traverse.

Préserver ses espaces personnels

- Continuer à pratiquer des activités qui font du bien : sport, écriture, sorties, lecture, loisirs.
- Maintenir une **vie sociale** et des moments à soi est indispensable pour ne pas se perdre dans la souffrance de l'autre.
- Fréquenter des personnes qui privilégient l'authenticité des liens et font du bien.
- Ne pas oublier au-delà de son rôle de parent, sa facette de femme ou d'homme. **Prendre soin de soi**, de son corps comme de son esprit.

S'armer de patience : un chemin de rétablissement

- Les troubles psychiques comme la phobie scolaire, la dépression ou l'addiction ne se traitent pas comme une grippe ou une maladie passagère, mais peuvent s'inscrire dans un **chemin de vie**, souvent long et sinueux.

- Il ne s'agit pas de « guérir » au sens classique, mais **d'apprendre à vivre avec** : les fragilités, les forces, les hauts et les bas.
- Le concept de **rétablissement** évoqué ici est très proche de celui utilisé en santé mentale, il ne s'agit pas d'un retour à un état antérieur, mais d'une **reconstruction de soi dans l'acceptation**.

Faire le deuil des idéaux

- Faire le **deuil de l'enfant parfait**, de la **mère parfaite** – une étape douloureuse mais libératrice.
- Cela permet de **revenir à l'essentiel** : vivre l'instant présent, dans l'amour et la bienveillance, malgré les difficultés.

En finir avec la culpabilité maternelle

- La **culpabilité des mères** est un thème central, souvent alimenté par des normes sociales, culturelles et religieuses. Se rappeler que **les troubles psychiques sont multifactoriels** : la mère n'est ni toute-puissante, ni responsable de tout.
- Il persiste une **inégalité parentale** : après une séparation, de nombreux pères s'éloignent, ce qui **alourdit la charge mentale et affective des mères**.

Un chiffre marquant :

« 19 % des enfants majeurs ne voient plus leur père après une séparation. »
Ce chiffre de l'INED met en lumière une réalité souvent tue : **l'effacement paternel** post-divorce, et ses conséquences sur les

enfants et les mères. Ne pas stigmatiser les pères pour autant car cet éloignement n'est pas toujours de leur fait.

Accompagner un jeune en souffrance : conseils pratiques et actions clés

Comprendre la spécificité de la souffrance psychique chez les jeunes

- Les symptômes de **dépression ou de mal-être** ne s'expriment pas de la même manière chez un enfant ou un adolescent que chez un adulte.
- Isolement, décrochage scolaire, agressivité, addictions peuvent être des **signaux d'alerte**.

Consulter un pédopsychiatre

- Il peut établir un **bilan initial**, devenir **référent** et **coordinateur** avec l'école et les institutions.
- Si le jeune refuse de consulter, le parent peut **initier une première consultation seule(e)** pour poser les bases d'un bilan et accompagnement.
- **Déstigmatiser la santé mentale** : elle doit être traitée comme la santé physique. Et l'aborder ainsi sans honte avec son enfant. « Il n'y a pas de santé sans santé mentale », rappelle l'OMS (l'Organisation mondiale de la santé).
- **Ne pas oublier qu'en cas de crise** (exemple : tentative de suicide), l'hospitalisation de son enfant en hôpital psychiatrique est une mesure de protection nécessaire, et ne doit pas être considérée comme un échec ou une honte.

Maintenir le lien avec le milieu scolaire

- Contacter un interlocuteur pour l'informer de la situation de l'enfant :
  - **CPE (Conseiller principal d'éducation)**
  - **Professeur principal**
  - **Proviseur**
- Objectif : **préserver le lien**, éviter la rupture et coordonner les aides possibles.

Faire réaliser un bilan psychomédical complet

Pour mieux comprendre le fonctionnement global de l'enfant :
- **Test de personnalité psychoaffectif**
- **Test WISC** (évaluation du quotient intellectuel)
- **Bilan psychomoteur** pour détecter les troubles DYS, TDAH, etc.

Mettre en place un accompagnement pluridisciplinaire

En cas de trouble au long cours, une prise en charge globale est souvent plus efficace :
- **Structures médico-sociales**, où le jeune peut s'exprimer dans un cadre bienveillant où sa vulnérabilité est acceptée. L'hospitalisation de jour permet une resociabilisation du jeune, au travers de liens et de soins au long cours. Comme la *Fondation l'Élan Retrouvé* qui accueille plus de 8600 personnes par an souffrant de troubles psychiques (Informations sur le site : elan-retrouve.org).
- **Soin-Études** : dispositifs comme ceux de la *Fondation Santé des Étudiants de France,* qui allient soins et poursuite des études, très adaptée en cas de déscolarisation et phobie scolaire (Informations sur le site : fsef-sante-etudes.fr).

- **Pour traiter les addictions :** les *CSAPA, Centres de Soin, d'Accompagnement et de Prévention en Addictologie.* Structures publiques spécialisées en addictologie.
- **Renseignements sur les addictions :** *L'Association Addictions France* est une association loi 1901, reconnue d'utilité publique pour améliorer la santé en agissant contre les addictions (Informations sur le site : addictions-France.org).

Table des matières

Paru sur un sujet proche :

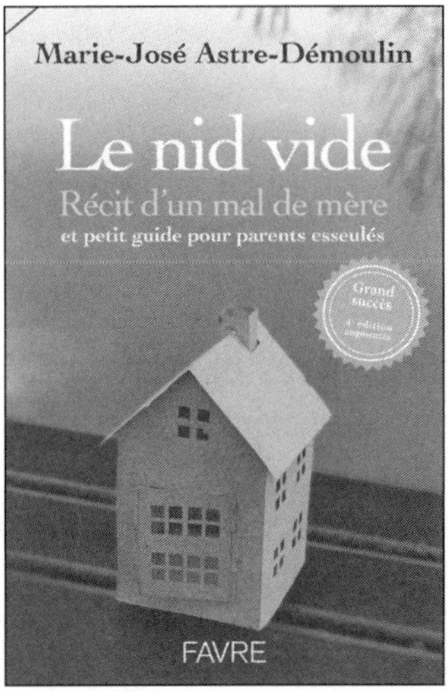

D'un ton où le tragique le dispute au comique et à l'autodérision, une quinquagénaire désemparée nous fait part de son angoisse et de son sentiment d'abandon face au mariage de son fils, qui part ensuite pour un autre continent.
C'est toute une génération de femmes qui se retrouvera dans les crises de larmes et les éclats de rire de cette héroïne. Elle nous invite à explorer les « charmes » des soirées en ville quand on tente de s'occuper l'esprit en vaines sorties, les arcanes d'un stage de « sexualité sacrée », les affres des consultations psy ou le stress lié à l'achat d'une robe de cocktail en taille... non filiforme.
Le récit est suivi d'un « guide de survie » plein de complicité, qui apporte quelques recettes bien-être pour les parents confrontés à un « syndrome du nid vide », sujet étonnamment tabou en dépit de son universalité.